Inhaltsverzeichnis

Lehrerinfo

Liebe Kollegin, lieber Kollege

Das haben Sie auch schon gemerkt:
Eigentlich ist die Einführung in die Ernährungslehre ein trockener Unterrichtsstoff. Dieser Lernzirkel will den Themenbereich „Nahrungsmittel und ihre Inhaltsstoffe“ abwechslungsreich darbieten. Zehn Pflicht- und zwei Zusatzstationen ermöglichen ein Lernen mit allen Sinnen. Ein Einsatz empfiehlt sich in der Jahrgangsstufe 9 / 10 der Sekundarstufe I.
Neun der zehn Pflichtstationen können von den SchülerInnen in beliebiger Reihenfolge bearbeitet werden. Die 10. Station sollte die Abschlussstation bilden (s. Laufzettel), da sie mehr Kenntnisse voraussetzt. Die Zusatzstationen verfolgen zwei Absichten: Einmal können hier SchülerInnen, die bereits fertig sind, beschäftigt werden; zum anderen können diese Stationen, da sie spielerisch angelegt sind, der Erholungspause zwischendurch dienen.
Zu jeder Station (außer der vierten und zehnten) gibt es für die SchülerInnen ein Kontrollblatt. Die Kontrollblätter liegen von den Lernstationen getrennt an einer Erste-Hilfe-Station.
Die einzelnen Lernstationen lassen sich problemlos in der Küche (evtl. unter Einbeziehung des Essraumes und anderer vorhandener Nebenräume) aufbauen.

Zur Vorbereitung des Lernzirkels:

Für jede Lernstation müssen Kärtchen mit den entsprechenden Zahlen von 1–10 bzw. den Namen der Zusatzstationen (Buchstabenrätsel und Memory / Quartett) angefertigt werden.
Die Informationen zum Stationslauf (SchülerInnen), der Laufzettel sowie die einzelnen Aufgabenblätter müssen entsprechend der Schülerzahl kopiert und an den einzelnen Stationen bereitgelegt werden.
Die Infoblätter (Station 5, 7), die Versuchsanleitung (Station 6), die Nährwerttabelle (drei Blätter, Station 9) sowie die Spielanleitung der Station 10, des Memorys / Quartetts genügen in ein- bis zweifacher Ausfertigung. Es empfiehlt sich, diese Blätter zu laminieren, da sie von allen SchülerInnen benutzt werden.

Station 1:
Die Blätter mit den einzelnen Nahrungsmitteln müssen laminiert und ausgeschnitten werden.
Es steht jedem / r Lehrer / in frei, sie vorher zu kolorieren.

Station 2:
An dieser Station müssen ausreichend Textmarker bereitliegen.

Station 4:
Hier sollten Nahrungsmittelproben möglichst unterschiedlichen Geschmacks und Farbe (je nach Saison) angeboten werden. Wir schlagen Tomaten, Kiwis, Äpfel, Paprika etc. vor. (Bitte immer frisch besorgen.) Diese Früchte müssen in möglichst gleichgroße Stücke geschnitten und in kleinen Schalen zugedeckt bereitgestellt werden. Außerdem werden ein Tuch zum Verbinden der Augen und kleine Gabeln zum Probieren benötigt.
Es empfiehlt sich, die Station in einem kleinen Nebenraum (Wasch- oder Vorratsraum) aufzubauen, damit die Nahrungsmittelproben nicht schon vorher bekannt werden. Bei größeren Lerngruppen können hier auch zwei Dreiergruppen arbeiten, die jedoch keinen Sichtkontakt haben dürfen. Dann wäre der Aufbau einer Trennwand angebracht.

Station 5:
Hier müssen ausreichend Buntstifte (in den Farben der Nähr- und Wirkstoffe = grün, gelb, rot, braun, schwarz, blau) und die Liste mit den Nahrungsmitteln bereitliegen. Der menschliche Körper auf dem Kontrollblatt sollte entsprechend der Nährstoffanteile farbig ausgemalt werden.

BVK LZ06 · Petra Kamplade / Sabine Winkler: Lernzirkel Ernährung

Lehrerinfo

Station 6:
Für diese Station müssen drei „Fühlkästen" vorbereitet werden. Es empfiehlt sich, drei gleichgroße Schuhkartons zu besorgen, deren Deckel zugeklebt werden. In die Vorderseite muss jeweils ein Loch – in Handgröße – hineingeschnitten werden. Um Einblick in die Kästen zu verhindern, kann man zusätzlich am oberen Rand des Loches ein Stück Stoff anbringen (tackern, kleben). Jeder Fühlkasten muss mit drei Nahrungsmittelproben (jeweils Eiweiß-, Kohlenhydrat-, Fettträger) bestückt werden. Man sollte auf Nahrungsmittel zurückgreifen, die nicht schnell verderben (z. B. Kartoffel, Brötchen, Reis, hartgekochtes Ei, Linsen, Käseecke, Margarinedose, Chips, Erdnüsse in der Schale usw.).

Station 8:
Zur Versuchsdurchführung müssen die entsprechenden Nahrungsmittel (Milch, Apfelsaft, Käse, Kartoffeln) sowie Zitronensaft, zwei Gläser, ein Messer und ausreichend Löschpapier zur Verfügung stehen.

Station 9:
Buntstifte (entsprechend der Farben der Nähr- und Wirkstoffe siehe Station 5) müssen vorhanden sein. Kontrollblatt vorher von links bis zur vorgegebenen Linie farbig ausmalen (lassen).

Station 10:
Der Spielplan muss kopiert sowie farblich ausgemalt (Motivationsanreiz!) und laminiert werden. Die Fragekarten erhalten beim Kopieren auf der Rückseite das Fragezeichen, die Ereigniskarten das Ausrufezeichen. (Aus drucktechnischen Gründen wurden die Ausrufezeichen für die Ereigniskarten der Seite 45 auf Seite 44 abgedruckt.) Die Glückskarten auf Seite 46 sind nur mit einem Kleeblatt symbolisiert. Die Seite mit den Kleeblättern ist mehrfach zu kopieren. Die Spielkarten müssen ebenfalls laminiert und anschließend ausgeschnitten werden. Darüber hinaus werden Spielfiguren und Würfel benötigt. Der Spielplan befindet sich in der Mitte des Heftes (Seite 28 und 29).
Bei größeren Lerngruppen sollte das Spiel in zweifacher Ausführung vorliegen.

Memory / Quartett:
An dieser Zusatzstation können die SchülerInnen wahlweise Memory oder Quartett spielen.
Für beide Spiele müssen die Blätter auf den Seiten 50–54 mit den Nahrungsmittelabbildungen mit jeweils gelben, grünen, roten und braunen / schwarzen Punkten versehen werden (in Schreibwarengeschäften farblich sortiert erhältlich). Sie können auch die vorgegebenen Kreise farbig ausmalen (lassen). Anschließend laminieren und ausschneiden. Die Blätter ergeben 40 Kärtchen, für das Memory werden 36 Karten benötigt, für das Quartett nur 32 Karten (acht Quartette).

Punktabfrage:
Falls das Stationslernen sich über mehrere Stunden erstreckt, bietet es sich an, zwischendurch oder auch am Ende der Unterrichtsreihe eine Punktabfrage durchzuführen. Das Blatt zur Punktabfrage wird auf DIN A 3 vergrößert, evtl. laminiert zum Wiederverwenden. Man kann mit Klebepunkten arbeiten oder auch mit wasserlöslichen OHP-Stiften. Diese (Zwischen-)Bilanz gibt einen guten Überblick über den Stand der bisherigen Arbeit und könnte Anlass für ein kurzes Plenumsgespräch sein.

Beobachtungsbogen:
Der Beobachtungsbogen kann als Hilfe für die Bewertung der SchülerInnen während des Stationslernens herangezogen werden.

Wir wünschen Ihnen viel Spaß bei der Arbeit mit dem Lernzirkel Ernährung

Petra Kamplade und Sabine Winkler

BVK LZ06 · Petra Kamplade / Sabine Winkler: Lernzirkel Ernährung

Hinweise zur Lernzirkelarbeit

Das Lernen an Stationen ist eine Unterrichtsform, bei der der Lernstoff einer Unterrichtseinheit aufgelöst wird in einzelne unabhängige Lerneinheiten (Stationen). Es gibt Pflichtstationen, die bearbeitet werden müssen, und Wahlstationen, die der Entspannung zwischendurch dienen oder aber – je nach Aufbereitung der Station – zur Leistungsdifferenzierung (zusätzliche Informationen für besonders interessierte SchülerInnen) eingesetzt werden können.

Bei der Aufbereitung der Stationen werden unterschiedliche Materialien verwendet, die ein Lernen mit allen Sinnen ermöglichen.

Merkmale

Die **SchülerInnen** haben bei dieser Unterrichtsform ein hohes Maß an Freiheit und Eigenverantwortung:

- Sie haben die Möglichkeit, selbst zu wählen, in welcher Reihenfolge sie bei der Bearbeitung der Stationen vorgehen möchten. Der Laufzettel, den die SchülerInnen erhalten, gibt einen Überblick über den Stand der Bearbeitung.
- Sie entscheiden über die Sozialform (Einzel-, Partner- oder Gruppenarbeit), in der Stationen bearbeitet werden, es sei denn, an einer Station ist die Anzahl der Teilnehmer vorgegeben.
- Sie bestimmen, wie lange sie an den jeweiligen Stationen arbeiten.
- Sie kontrollieren ihre Ergebnisse selbstständig.

Die **Lehrperson** legt den zeitlichen Gesamtrahmen fest, stellt Materialien bereit, tritt aber ansonsten in den Hintergrund. Sie ermutigt, gibt Anregungen und ggf. Hilfestellungen.

Phasen beim Stationslernen

Anfangsgespräch oder Null-Station

Die SchülerInnen werden im Klassenverband in das Thema und die Methode eingeführt. Sachliche Grundlagen werden geschaffen, die neue Methode wird erklärt (Infoblatt Schüler, Laufzettel). Der Zeitrahmen wird festgelegt.

Rundgang

Die SchülerInnen verschaffen sich einen Überblick. Der Lehrer gibt ggf. nochmals Hinweise auf Stationen mit besonderem organisatorischen Aufwand.

Arbeit an Stationen

Die SchülerInnen legen selbst die Reihenfolge der Stationen fest, die sie bearbeiten wollen und haken auf dem Laufzettel bereits erledigte Stationen ab, notieren ggf. positive / negative Kritik. Sie teilen ihre Bearbeitungszeit individuell ein und wählen die Sozialform, in der sie arbeiten möchten (außer bei den Stationen, bei denen die Teilnehmerzahl vorgegeben ist). Nach jeder Station haben die SchülerInnen die Möglichkeit der Eigenkontrolle. Die Kontrollblätter sollten auf einem gesonderten Tisch **(Erste-Hilfe-Station)** liegen, wo sich evtl. auch Zusatzmaterialien (Schreibmaterial, Nachschlagewerke) befinden.
Die Lehrperson beobachtet die SchülerInnen während des Arbeitsprozesses und zieht daraus Schlüsse für die individuelle Beurteilung (evtl. mit Hilfe eines Beurteilungsbogens). Sie ermutigt, gibt ggf. Hilfestellung, achtet auf Einhaltung der Vereinbarungen.
Falls sich die Arbeit über mehrere Unterrichtsstunden hinzieht, bietet es sich an, die folgende Stunde mit einer Punktabfrage zu beginnen – also eine Zwischenbilanz zu ziehen.

Schlussgespräch

Ergebnisse werden vorgestellt, berichtigt, zusammengefasst, vertieft, bewertet. Ggf. sollte im Anschluss

BVK LZ06 • Petra Kamplade / Sabine Winkler: Lernzirkel Ernährung

Was ist da drin?

Lebensmittel und ihre Inhaltsstoffe

Laufzettel

Name: ______________________________________

Station:	Thema:	Erledigt ✓	Kritik ☺	Kritik ☹
1	Pflanzlich – tierisch? Was gehört wohin?			
2	Rätsel rund um die Ernährung			
3	Begriffe und Gruppen			
4	… schon probiert?			
5	Der Mensch *ist,* was er *isst!*			
6	Fühl' dich durch …			
7	Aufgaben der Nähr- und Wirkstoffe			
8	Den Nährstoffen auf der Spur			
9	Farbspielerei mit Nähr- und Wirkstoffen			
10	Überprüfe dein Wissen spielerisch			
Zusatz-station	Buchstabenrätsel			
Zusatz-station	Memory / Quartett			

BVK LZ06 • Petra Kamplade / Sabine Winkler: Lernzirkel Ernährung

Informationen zum Lernzirkel

Worum geht es bei diesem Lernzirkel?

Bei diesem Lernzirkel geht es um Nahrungsmittel und ihre Inhaltsstoffe.
Wenn du alle Stationen bearbeitet hast, bist du ein Profi!

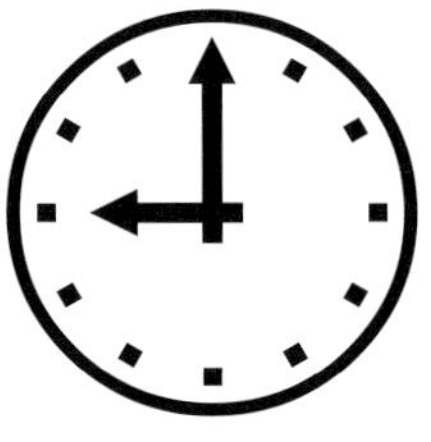

Für die Bearbeitung der 10 Pflichtstationen (siehe Laufzettel) hast du insgesamt ______ Doppelstunden Zeit. Die Stationen können von dir in beliebiger Reihenfolge erledigt werden. Die 10. Station bearbeite erst gegen Ende.
Und noch etwas: Wenn du schon fertig bist und nichts mehr zu tun hast, dann geh' doch zu einer Zusatzstation.

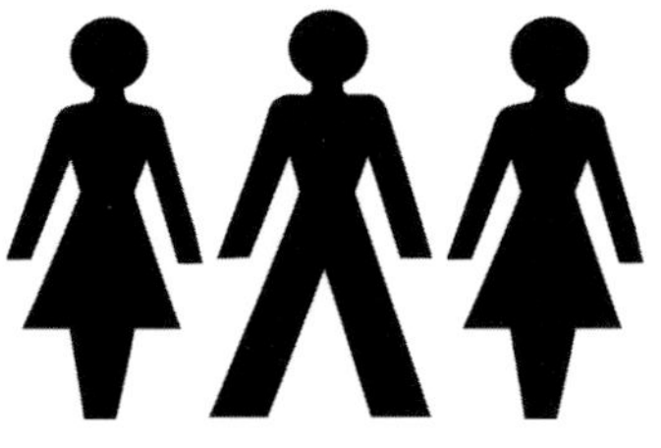

Solo oder im Team? Du entscheidest selbst.
Bei Station 4 jedoch suche dir zwei Partner, bei Station 8 einen Partner und bei Station 10 drei Partner.

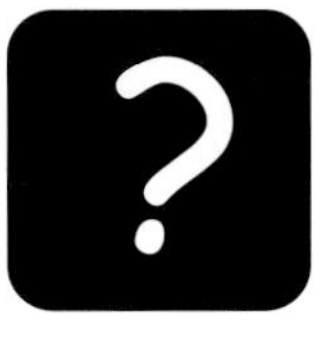

Keinen Durchblick? Frage deine Mitschülerin / deinen Mitschüler oder deine / n Lehrer / in.
Zur Kontrolle deiner Ergebnisse schlage im Kontrollordner nach.

... und nun: Viel Spaß und viel Erfolg!

BVK LZ06 • Petra Kamplade / Sabine Winkler: Lernzirkel Ernährung

Station 1

Pflanzlich – tierisch? Was gehört wohin?

Auf dem Tisch findest du Abbildungen verschiedener Nahrungsmittel. Ordne sie nach tierischer und pflanzlicher Herkunft und trage sie in die Tabelle ein.

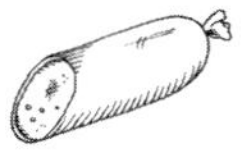 tierisch	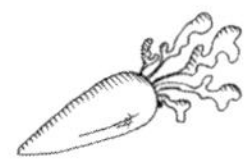 pflanzlich

BVK LZ06 · Petra Kamplade / Sabine Winkler: Lernzirkel Ernährung

Station 1

Kontrollblatt
Pflanzlich – tierisch? Was gehört wohin?

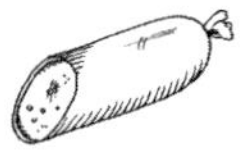 tierisch	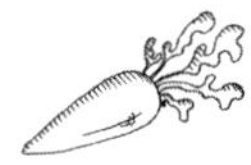 pflanzlich
Fleischsalat	Margarine
Huhn	Orangensaft
Wurst	Nudeln
Ei	Zucker
Fisch	Bonbons
Quark	Öl
Honig	Haferflocken
Milch	Reis
Butter	Nusscreme
Kotelett	Gelee
Käse	Weintrauben
Jogurt	Apfel
	Möhren
	Brötchen

Prima, du hast es geschafft.
Mische die Karten für die nächste Gruppe.

BVK LZ06 · Petra Kamplade / Sabine Winkler: Lernzirkel Ernährung

Station 1

Abbildungen
Pflanzlich – tierisch?
Was gehört wohin?

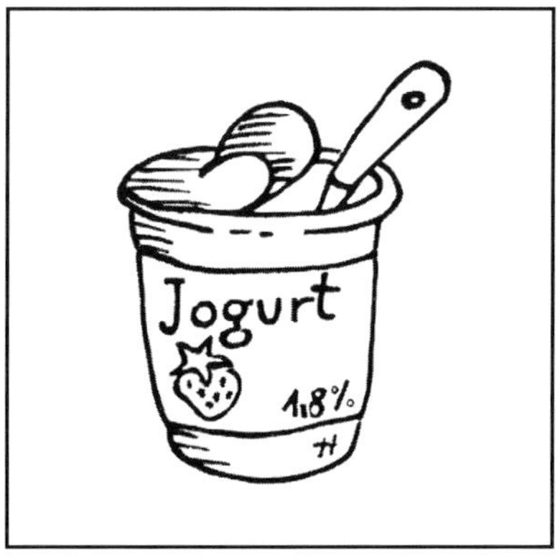

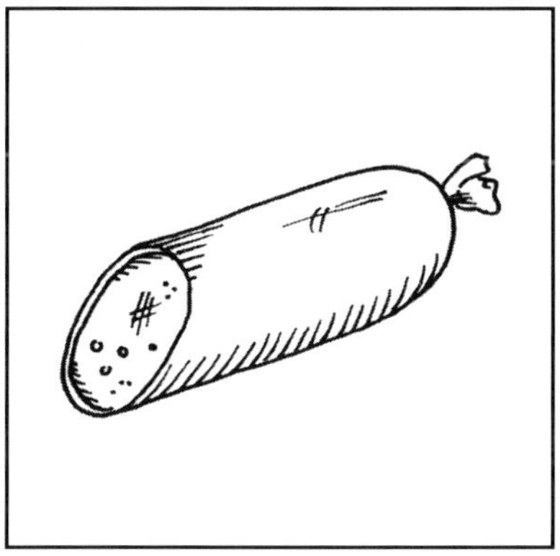

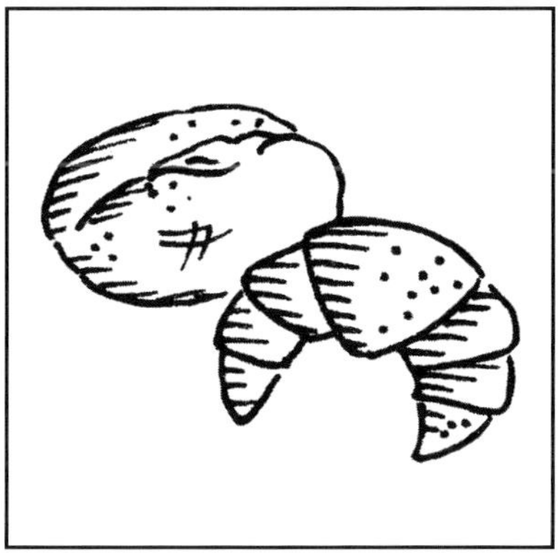

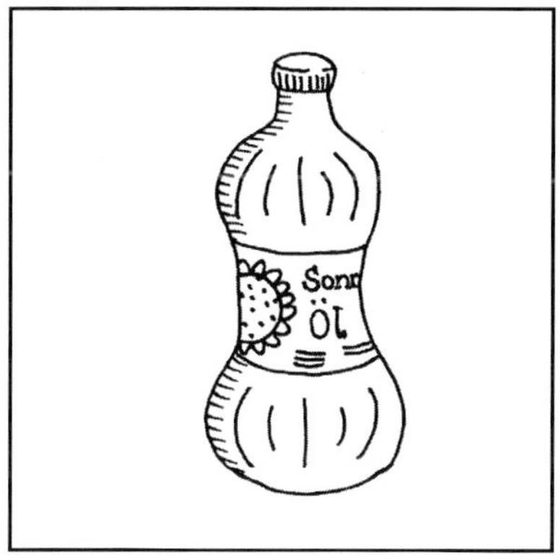

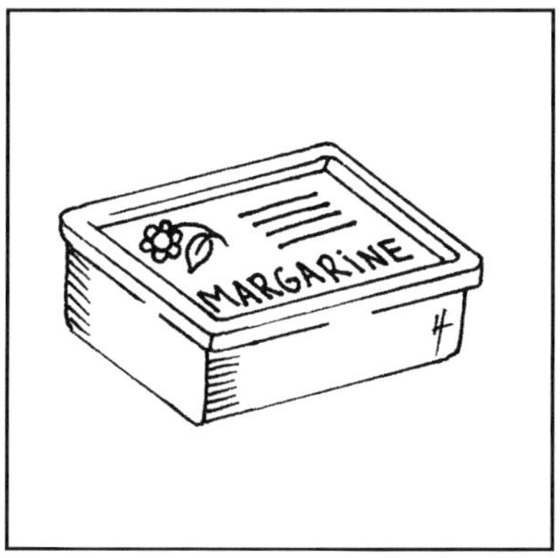

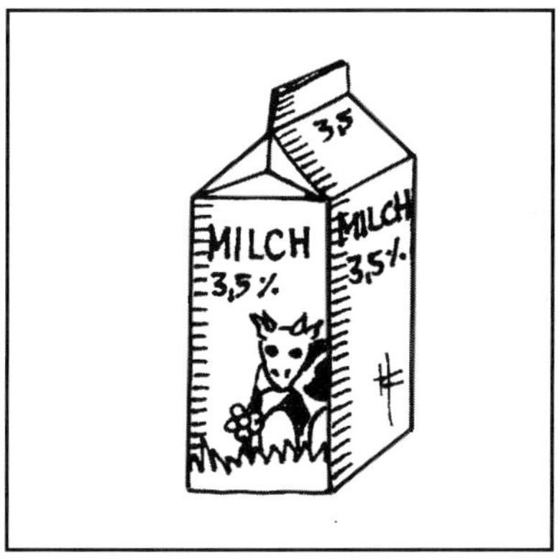

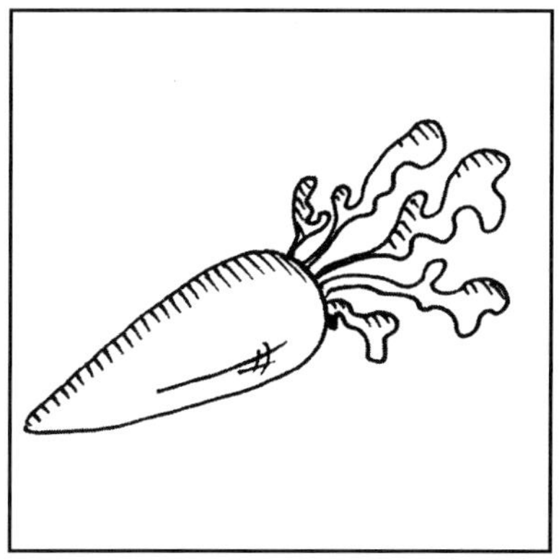

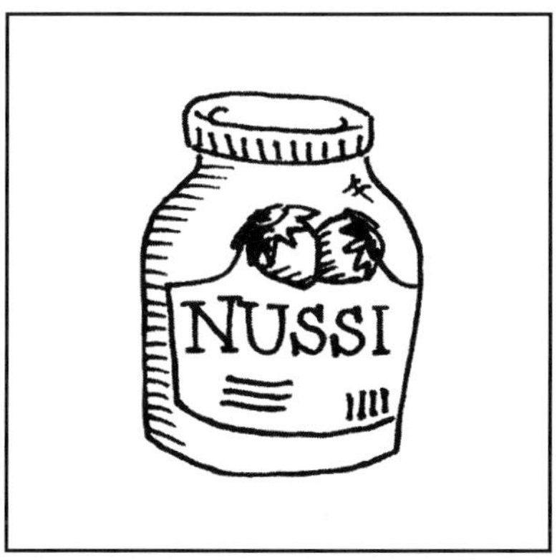

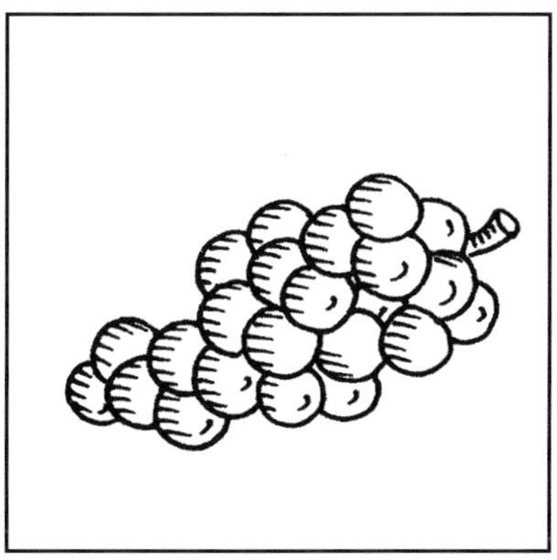

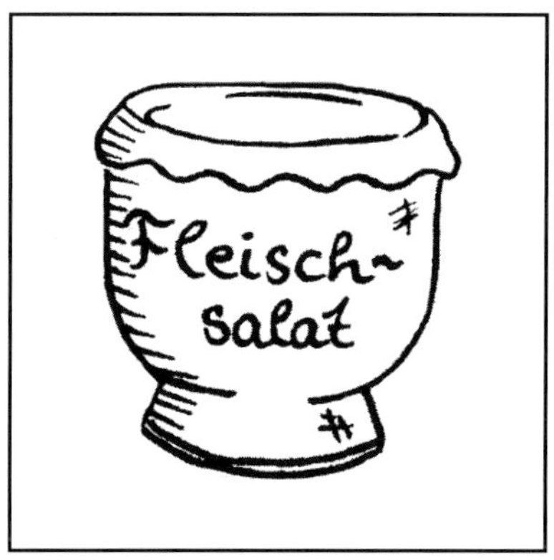

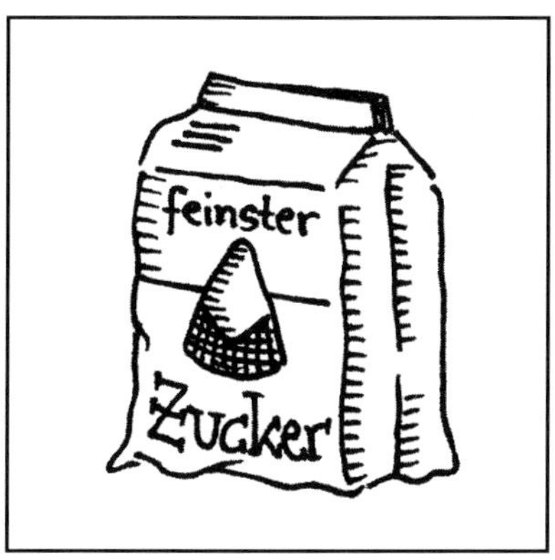

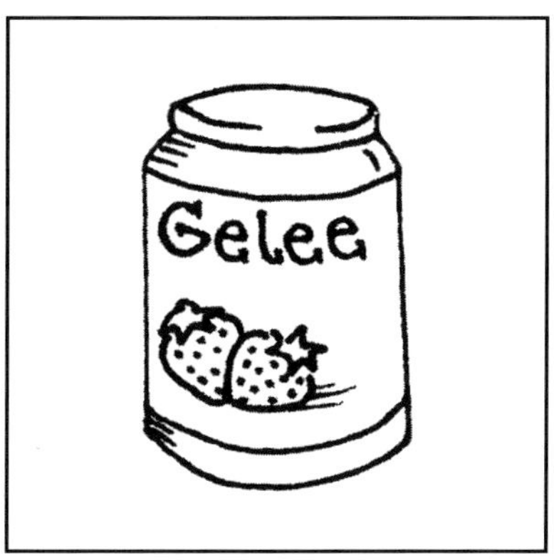

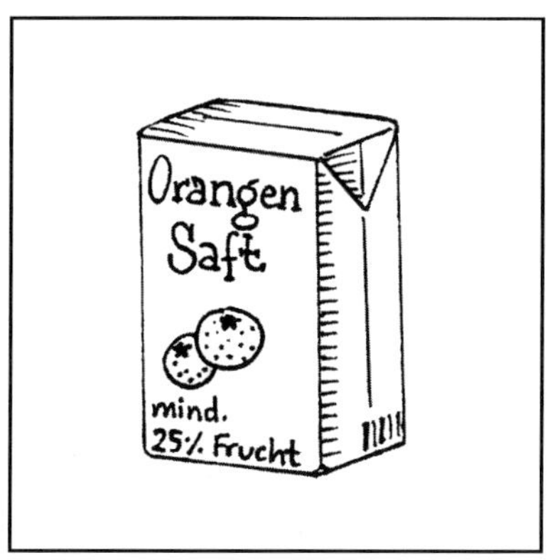

BVK LZ06 · Petra Kamplade / Sabine Winkler: Lernzirkel Ernährung

Station 1

Abbildungen
Pflanzlich – tierisch?
Was gehört wohin?

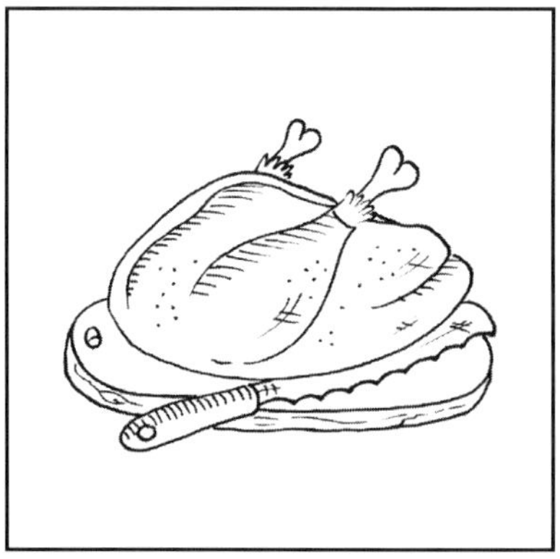

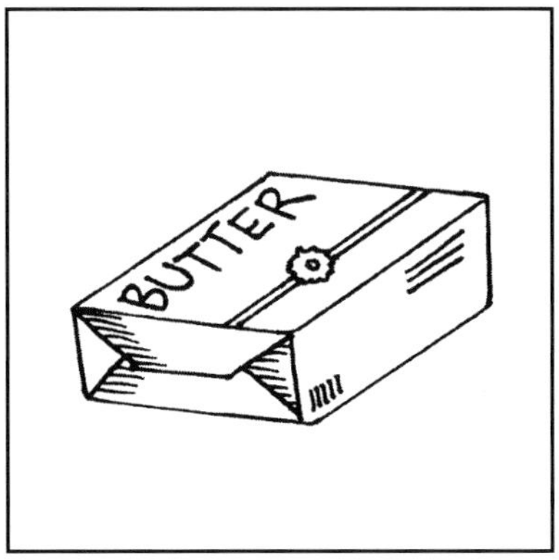

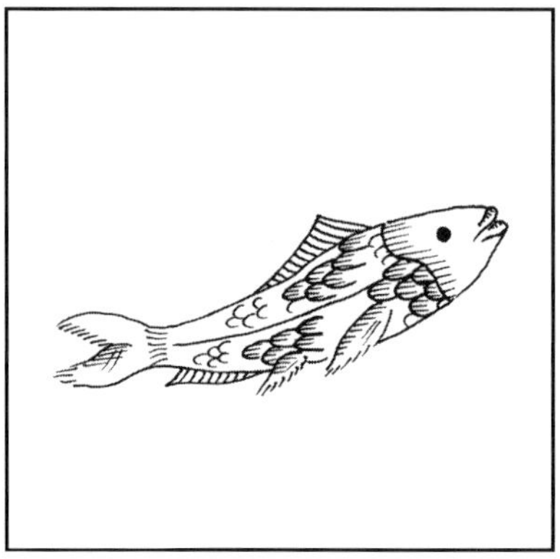

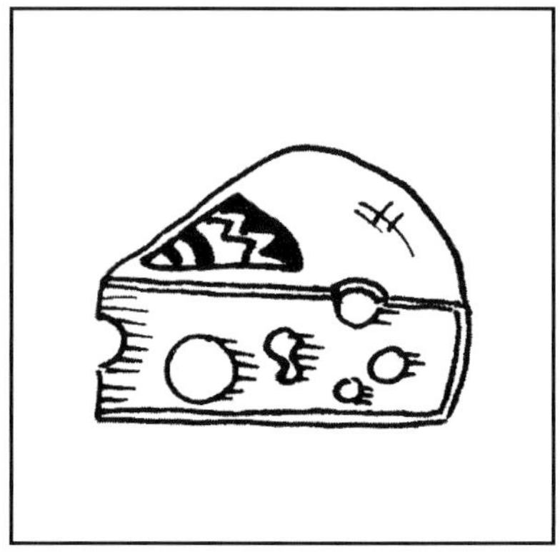

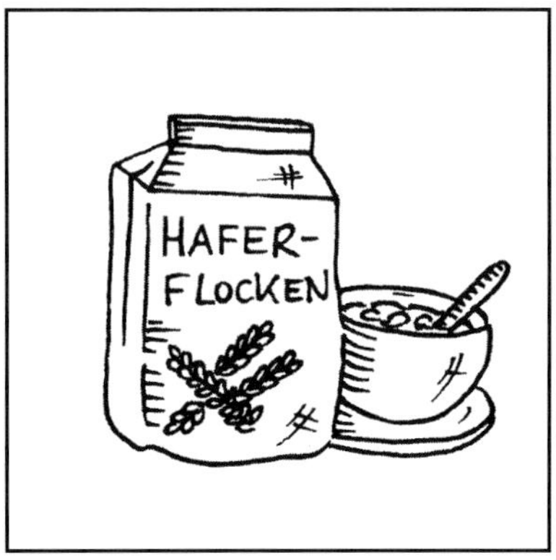

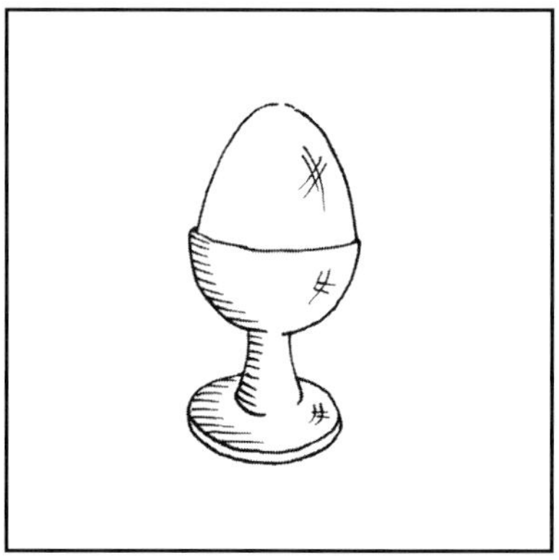

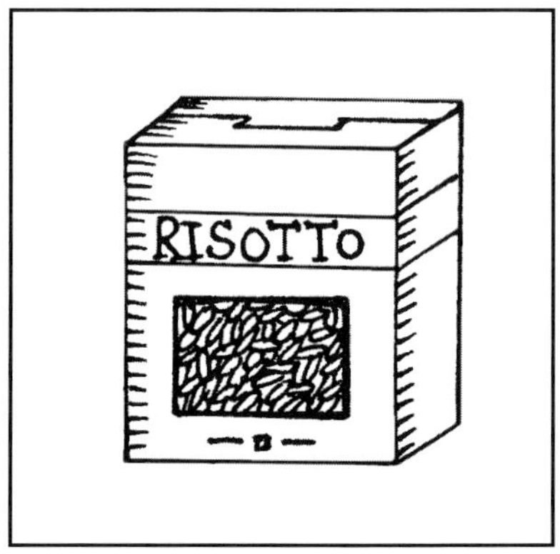

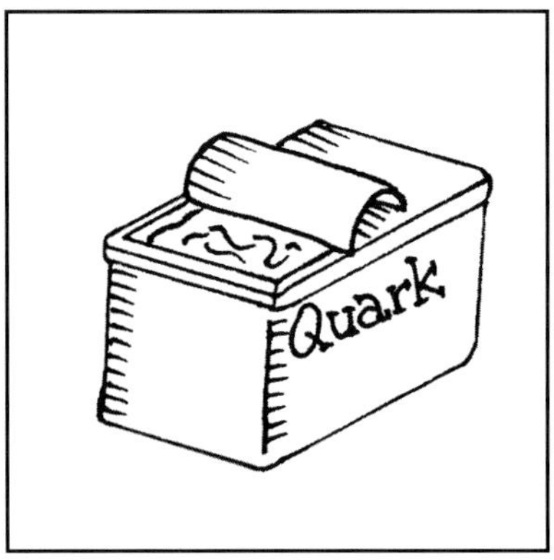

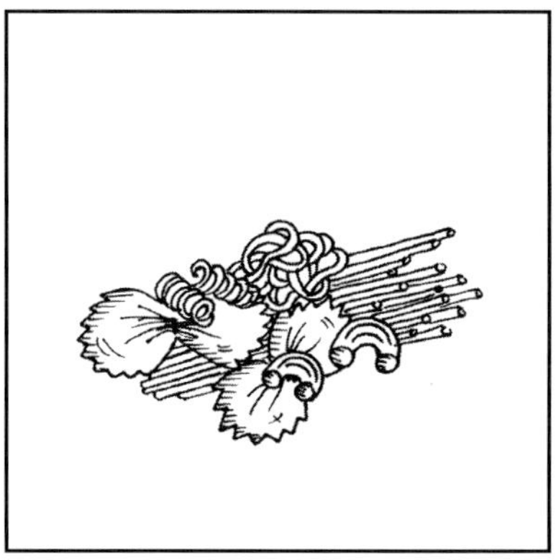

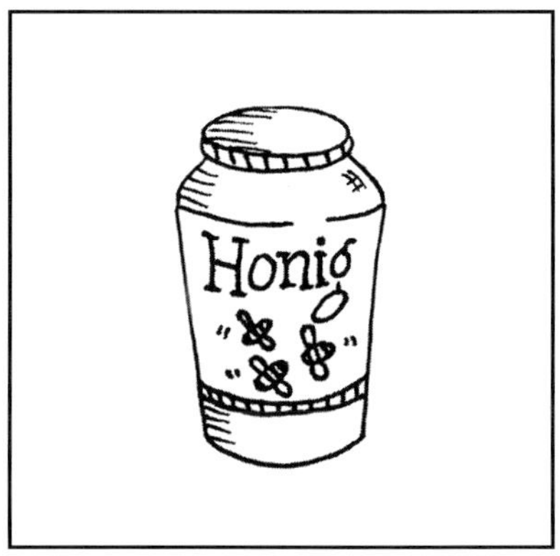

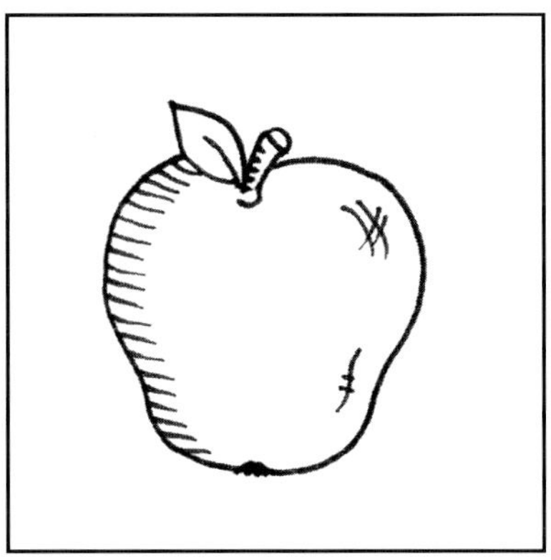

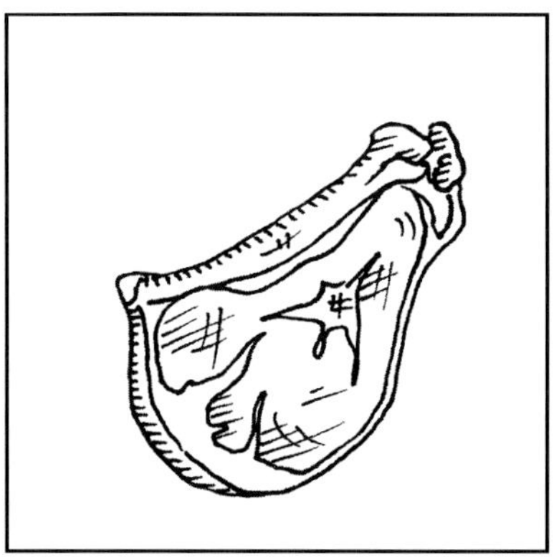

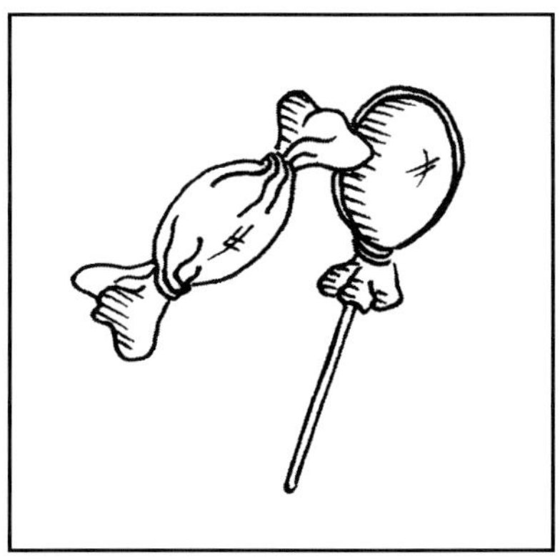

BVK LZ06 • Petra Kamplade / Sabine Winkler: Lernzirkel Ernährung

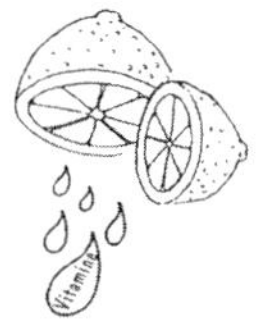

Station 2

Rätsel rund um die Ernährung

Hier haben sich zahlreiche Begriffe zum Thema Ernährung versteckt.
Sie können waagerecht, senkrecht und diagonal geschrieben stehen.
Findest du alle? Markiere und schreibe auf. Achtung: Ä = AE, Ü = UE, Ö = OE, ß = SS

A	C	F	G	X	N	I	W	A	C	H	S	T	U	M	O	M
B	K	A	R	T	O	F	F	E	L	N	Q	P	S	B	N	I
W	D	O	E	H	E	L	E	U	Y	A	Z	K	Y	W	A	N
I	K	L	H	I	L	A	T	O	X	I	R	A	I	S	E	E
R	L	N	U	L	Y	P	T	P	C	U	L	E	X	B	H	R
K	M	U	O	X	E	Q	E	Q	T	W	A	S	S	E	R	A
S	N	E	R	E	N	N	R	S	T	U	C	E	U	I	S	L
T	K	S	M	I	L	C	H	S	M	V	I	S	O	B	T	I
O	L	S	C	D	F	M	L	Y	N	H	G	D	X	I	O	E
F	A	E	B	S	T	O	X	C	D	I	Z	O	S	Y	F	N
F	G	H	R	L	M	Z	A	I	O	R	L	X	L	I	F	Z
E	I	W	E	I	S	S	I	V	I	T	A	M	I	N	E	L
K	S	T	I	U	N	C	Z	L	X	N	S	T	B	S	X	I
L	G	E	R	U	C	H	S	S	T	O	F	F	E	O	T	N
B	A	C	D	F	A	R	B	S	T	O	F	F	E	I	S	X

1. ______________________ 9. ______________________
2. ______________________ 10. ______________________
3. ______________________ 11. ______________________
4. ______________________ 12. ______________________
5. ______________________ 13. ______________________
6. ______________________ 14. ______________________
7. ______________________ 15. ______________________
8. ______________________ 16. ______________________

BVK LZ06 · Petra Kamplade / Sabine Winkler: Lernzirkel Ernährung

Station 2

Kontrollblatt
Rätsel rund um die Ernährung

Hier sind die gesuchten Begriffe eingesetzt.
Hast du sie alle gefunden?
Wenn ja, herzlichen Glückwunsch!

A	C	F	G	X	N	I	W	A	C	H	S	T	U	M	O	M
B	K	A	R	T	O	F	F	E	L	N	Q	P	S	B	N	I
W	D	O	E	H	E	L	E	U	Y	A	Z	K	Y	W	A	N
I	K	L	H	I	L	A	T	O	X	I	R	A	I	S	E	E
R	L	N	U	L	Y	P	T	P	C	U	L	E	X	B	H	R
K	M	U	O	X	E	Q	E	Q	T	W	A	S	S	E	R	A
S	N	E	R	E	N	N	R	S	T	U	C	E	U	I	S	L
T	K	S	M	I	L	C	H	S	M	V	I	S	O	B	T	I
O	L	S	C	D	F	M	L	Y	N	H	G	D	X	I	O	E
F	A	E	B	S	T	O	X	C	D	I	Z	O	S	Y	F	N
F	G	H	R	L	M	Z	A	I	O	R	L	X	L	I	F	Z
E	I	W	E	I	S	S	I	V	I	T	A	M	I	N	E	L
K	S	T	I	U	N	C	Z	L	X	N	S	T	B	S	X	I
L	G	E	R	U	C	H	S	S	T	O	F	F	E	O	T	N
B	A	C	D	F	A	R	B	S	T	O	F	F	E	I	S	X

1. Kohlenhydrate
2. Eiweiß
3. Wirkstoffe
4. Wasser
5. Farbstoffe
6. Wachstum
7. Nährstoffe
8. Fette
9. Geruchsstoffe
10. Vitamine
11. Nüsse
12. Käse
13. Mineralien
14. Kartoffeln
15. Öl
16. Milch

BVK LZ06 • Petra Kamplade / Sabine Winkler: Lernzirkel Ernährung

Station 3

Begriffe und Gruppen

Im Kasten findest du zahlreiche Begriffe, die man in fünf Gruppen einteilen kann.
Trage sie in die Spalte mit der richtigen Überschrift ein.

Wein · Zigaretten · Duftstoffe · Milch · Salat · Wasser · Kohlenhydrate · Eiweiß · Kaffee · Farbstoffe · Geschmacksstoffe · Brot · Butter · Vitamine · Mineralstoffe · Fett

Genussmittel	Nahrungsmittel	Nährstoffe	Wirkstoffe	Zusatzstoffe

BVK LZ06 · Petra Kamplade / Sabine Winkler: Lernzirkel Ernährung

Station 3

Kontrollblatt
Begriffe und Gruppen

So – hier ist die Lösung:
Die Begriffe sind unten in der Tabelle richtig eingetragen.

Wein Zigaretten Duftstoffe Milch Salat Wasser Kohlenhydrate Eiweiß Kaffee Farbstoffe Geschmacksstoffe Brot Butter Vitamine Mineralstoffe Fett

Genussmittel	Nahrungsmittel	Nährstoffe	Wirkstoffe	Zusatzstoffe
Kaffe	Milch	Eiweiß	Wasser	Duftstoffe
Wein	Brot	Kohlenhydrate	Mineralstoffe	Geschmacksstoffe
Zigaretten	Butter	Fett	Vitamine	Farbstoffe
	Salat			

BVK LZ06 · Petra Kamplade / Sabine Winkler: Lernzirkel Ernährung

Station 4

… schon probiert?

Duftstoffe gehören ebenso wie **Farb-** und **Geschmacksstoffe** zu den Begleitstoffen in der Nahrung.
Sie wirken appetitanregend und verdauungsfördernd.
Ihr Vorhandensein in unserer Nahrung kannst du mit einem einfachen Test überprüfen.

Suche dir dazu noch zwei Partner(innen).

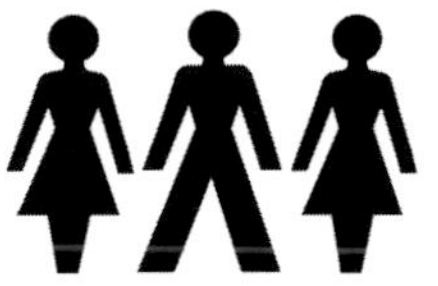

Jeder von euch muss **ein** Nahrungsmittel erraten.
Probiere deine Nahrungsmittelprobe **(ohne sie zu berühren) …**

a) … mit verbundenen Augen und zugehaltener Nase.
b) … mit verbundenen Augen.

Alles klar? Tragt das, was ihr herausgefunden habt, in die richtige Spalte ein.

	a) … mit verbundenen Augen und zugehaltener Nase	b) … mit verbundenen Augen
Testperson 1	Nahrungsmittel 1	Nahrungsmittel 1
Testperson 2	Nahrungsmittel 2	Nahrungsmittel 2
Testperson 3	Nahrungsmittel 3	Nahrungsmittel 3

BVK LZ06 · Petra Kamplade / Sabine Winkler: Lernzirkel Ernährung

Station 5

Infoblatt
Der Mensch *ist*, was er *isst*!

Der Mensch nimmt täglich Nahrungsmittel zu sich. Darin sind wichtige Nähr- und Wirkstoffe enthalten, und zwar :

Nährstoffe:
Kohlenhydrate, Eiweiße, Fette

Wirkstoffe:
Vitamine, Mineralstoffe, Wasser

Nahrungsmittel

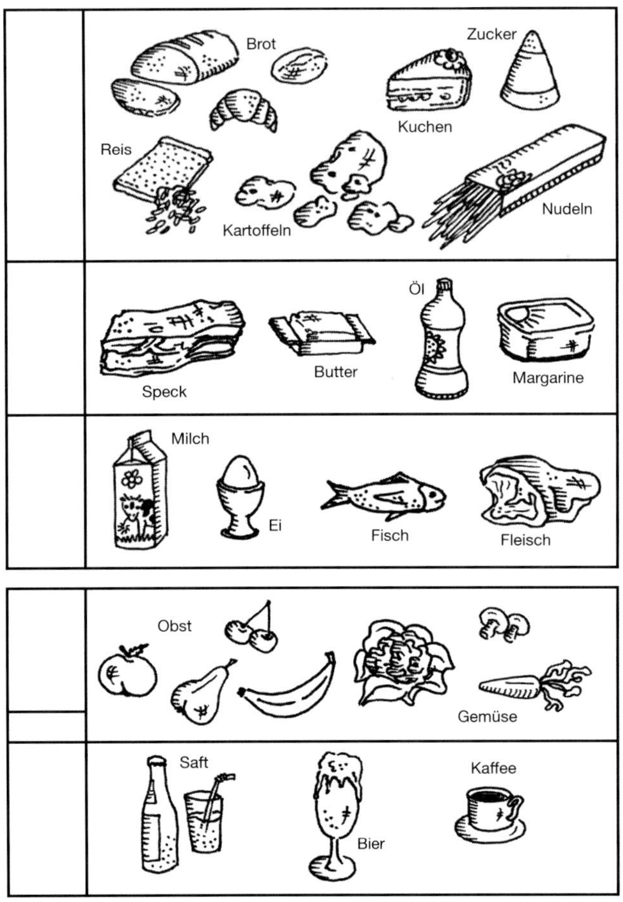

Aus der nebenstehenden Grafik kannst du ersehen, in welchen Anteilen der Mensch seinen täglichen Nährstoffbedarf deckt:

- **ca. 60 % Kohlenhydrate,**
- **ca. 25 % Fett 100 %**
- **ca. 15 % Eiweiß**

} **100%**

dazu kommen noch

- **ca. 15–20 g Mineralstoffe sowie**
- **Vitamine und**
- **2–3 l Wasser**

Viele der Nähr- und Wirkstoffe benötigt der Mensch als Baustoffe (zum Aufbau von Körpersubstanz). Dies gilt besonders für Kinder und Jugendliche, da der Körper sich während dieser Zeit in der Wachstumsphase befindet. Aber auch die Erwachsenen benötigen Baustoffe, da ständig alte Zellen durch neue ersetzt werden müssen.

Der menschliche Körper hat sich also letzten Endes aus den Nährstoffen der Nahrung aufgebaut.
Er besteht aus durchschnittlich:

- **64% Wasser**
- **20% Eiweiß**
- **10% Fett**
- **5% Mineralstoffen**

BVK LZ06 • Petra Kamplade / Sabine Winkler: Lernzirkel Ernährung

Station 5

Aufgabenblatt
Der Mensch *ist,* was er *isst!*

Hast du dir das Infoblatt gut durchgelesen? Dann ist das Bearbeiten dieser Station ganz einfach für dich. Also an die Arbeit!

- Sieh dir zunächst das Schaubild mit den Nahrungsmitteln an. In den einzelnen Kästchen sind Nahrungsmittel abgebildet, die überwiegend **einen** Nähr- oder Wirkstoff beinhalten. Trage diese mit der dazugehörigen Prozentzahl ein. Male dann den Streifen neben dem Kästchen in der entsprechenden Farbe aus. (Kohlenhydrate = grün, Fett = gelb, Eiweiß = rot, Mineralstoffe = braun, Vitamine = schwarz, Wasser = blau).
- Sieh dir jetzt den menschlichen Körper an und male ihn aus – entsprechend der prozentualen Anteile der Nähr- und Wirkstoffe, die ihn aufbauen. (Tipp: Siehe Info-Blatt unten.) Verwende dazu die oben genannten Farben.

Nahrungsmittel

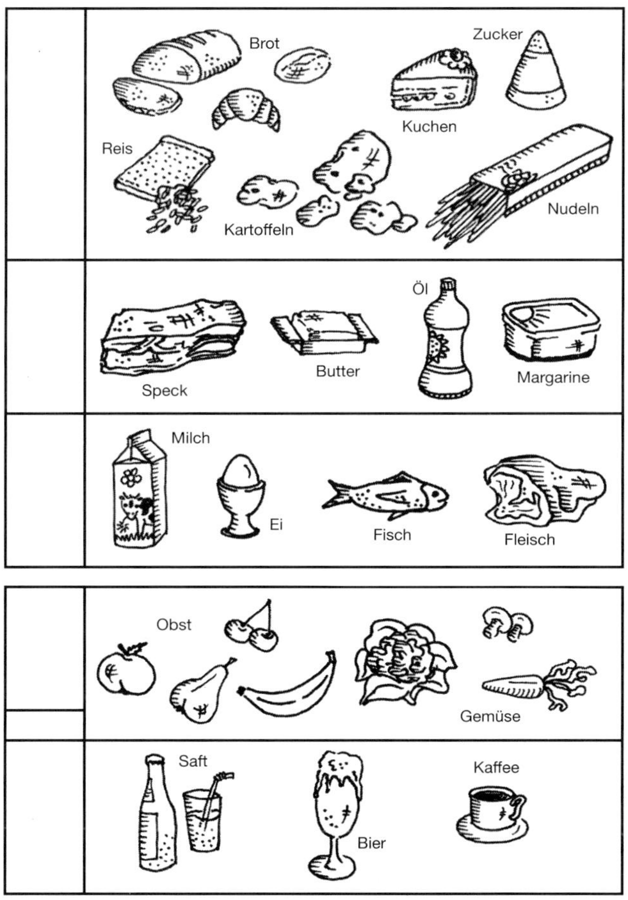

________ (%)

________ (%)

________ (%)

________ (g)

________ ( )

________ (l)

Nährstoffanteil im Körper

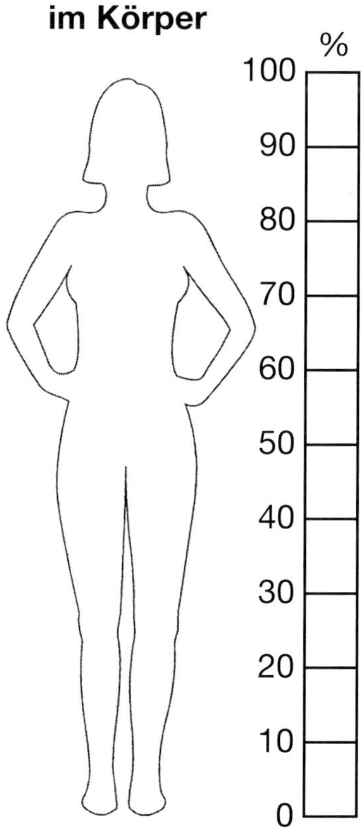

- Vergleiche nun die beiden Schaubilder. Du wirst sicherlich feststellen, dass der Nährstoffanteil in beiden Schaubildern unterschiedlich ist. Der Mensch verbraucht also nicht alle mit der Nahrung aufgenommenen Nährstoffe zum Aufbau von Körpersubstanz.

Der Mensch **speichert** zum Aufbau von Körpersubstanz ________________________________

____

Er **verbraucht** für andere Aufgaben ________________________________

BVK LZ06 · Petra Kamplade / Sabine Winkler: Lernzirkel Ernährung

Station 5

Kontrollblatt
Der Mensch *ist,* was er *isst!*

Hast du dir das Infoblatt gut durchgelesen? Dann ist das Bearbeiten dieser Station ganz einfach für dich. Also an die Arbeit!

- Sieh dir zunächst das Schaubild mit den Nahrungsmitteln an. In den einzelnen Kästchen sind Nahrungsmittel abgebildet, die überwiegend **einen** Nähr- oder Wirkstoff beinhalten. Trage diese mit der dazugehörigen Prozentzahl ein. Male dann den Streifen neben dem Kästchen in der entsprechenden Farbe aus. (Kohlenhydrate = grün, Fett = gelb, Eiweiß = rot, Mineralstoffe = braun, Vitamine = schwarz, Wasser = blau).
- Sieh dir jetzt den menschlichen Körper an und male ihn aus – entsprechend der prozentualen Anteile der Nähr- und Wirkstoffe, die ihn aufbauen. (Tipp: Siehe Info-Blatt unten.) Verwende dazu die oben genannten Farben.

Nahrungsmittel

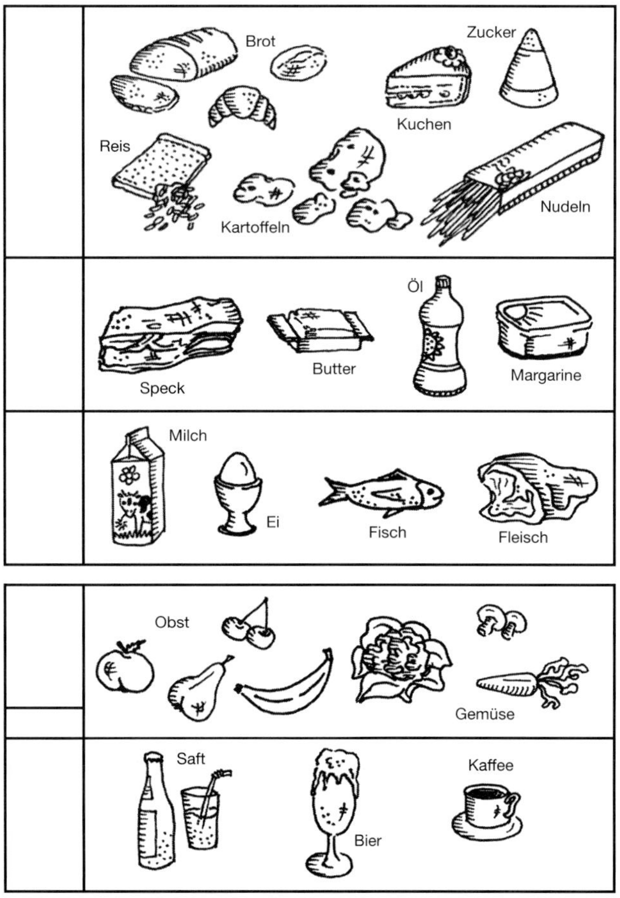

Kohlenhydrate (60 %)

Fett (25 %)

Eiweiß (15 %)

Mineralstoffe (15–20 g)

Vitamine (in Spuren)

Wasser (2–3 l)

Nährstoffanteil im Körper

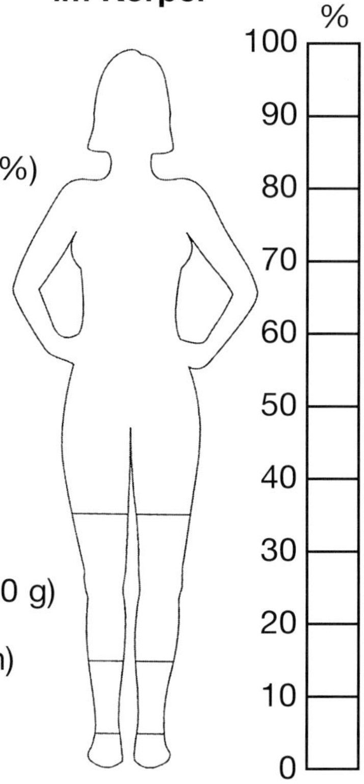

- Vergleiche nun die beiden Schaubilder. Du wirst sicherlich feststellen, dass der Nährstoffanteil in beiden Schaubildern unterschiedlich ist. Der Mensch verbraucht also nicht alle mit der Nahrung aufgenommenen Nährstoffe zum Aufbau von Körpersubstanz.

Der Mensch **speichert** zum Aufbau von Körpersubstanz **Wasser, Eiweiß, Fett und Mineralstoffe.**

Er **verbraucht** für andere Aufgaben **Kohlenhydrate (Fett).**

BVK LZ06 • Petra Kamplade / Sabine Winkler: Lernzirkel Ernährung

Station 6

Fühl' dich durch ...

In vielen Lebensmitteln sind überwiegend Kohlenhydrate, Fette oder Eiweiße enthalten. Man nennt sie deshalb auch **Kohlenhydrate-, Fett- oder Eiweißträger.**
An dieser Station wirst du jeweils drei Kohlenhydrate-, Fett- und Eiweißträger kennen lernen.

Anleitung:

1. Stecke eine Hand durch das mit Stoff verdeckte Loch im Kasten.

2. Ergreife die im Kasten liegenden Lebensmittel.
   (In jedem Kasten sind entweder nur Kohlenhydrate- oder Fett- oder Eiweißträger.)

3. „Befühle" die Lebensmittel nacheinander vorsichtig mit den Fingern, bis du weißt, um welche Lebensmittel es sich handelt.

4. Nimm die Hand wieder aus dem Loch, ohne die Lebensmittel mit herauszuziehen und notiere auf dem Aufgabenblatt dein Ergebnis.

Aufgabenblatt

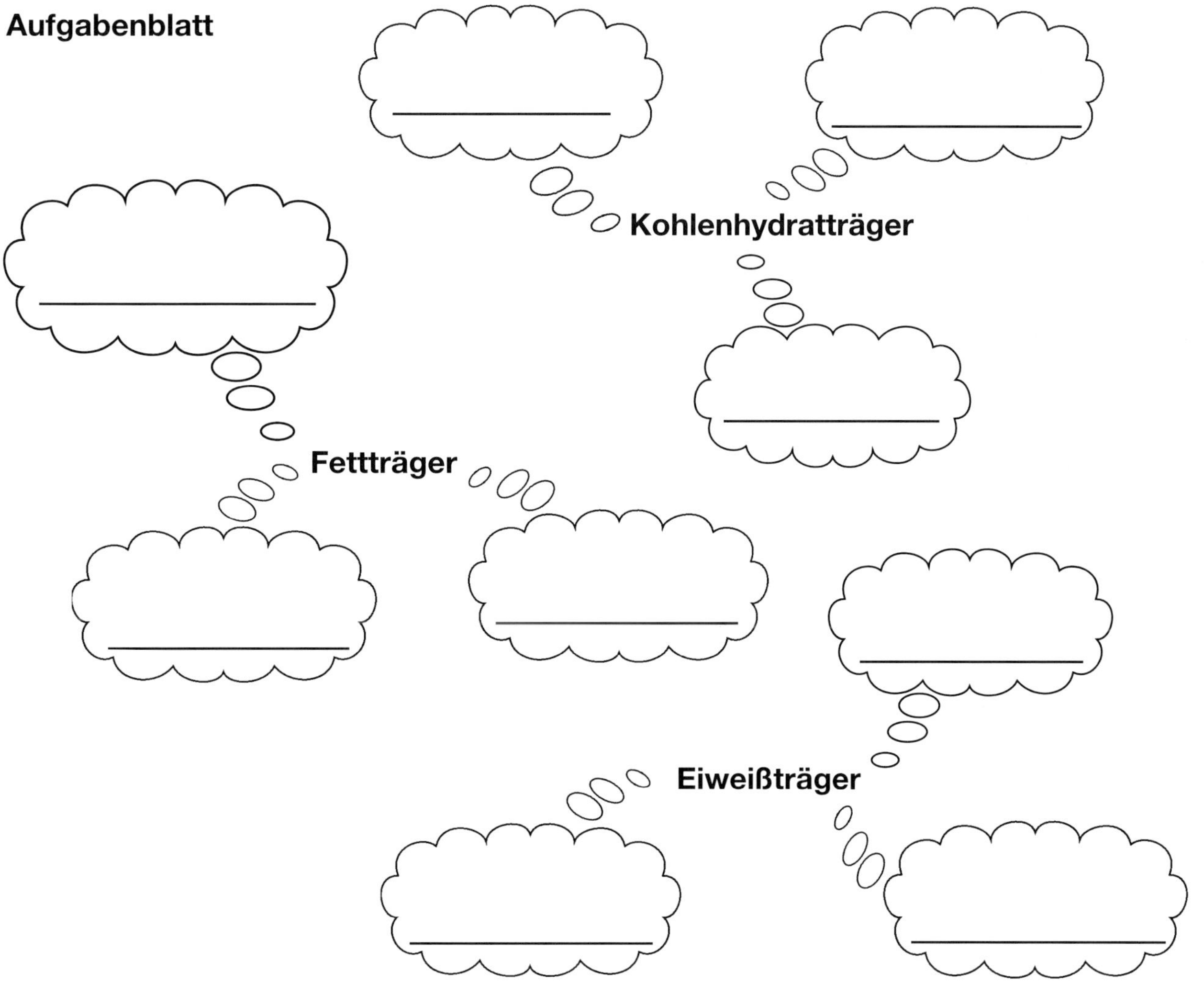

BVK LZ06 • Petra Kamplade / Sabine Winkler: Lernzirkel Ernährung

Station 7

Infoblatt
Aufgaben der Nähr- und Wirkstoffe

Herr Müller hat in den letzten Wochen ganz schön abgenommen. Er fühlt sich jetzt wieder viel besser und auch attraktiver. Das Einzige, was ihn in der letzten Zeit etwas beunruhigt, ist, dass er immer wieder stark friert und er sehr oft erkältet ist. Auch bei der Fahrradtour am letzten Wochenende fühlte er sich schon nach kurzer Zeit sehr schlapp. Er denkt sich: „So kann das nicht weitergehen!" Und er geht am nächsten Tag zum Arzt. Dort erzählt er von seinen Problemen und hofft auf Hilfe.
Der Arzt stellt Folgendes fest: „Herr Müller, Sie haben in der letzten Zeit sehr viel Gewicht verloren und wie ich vermute nicht ausgewogen genug gegessen.
Ihre Erkältungen kommen daher, dass Sie zu wenig Vitamine und Mineralstoffe mit der Nahrung aufgenommen haben. Gerade diese beiden Nährstoffe schützen uns aber vor Krankheiten. Außerdem regeln sie wichtige Vorgänge im Körper, zum Beispiel die Verdauung der Nahrung. Man bezeichnet sie auch als **Schutz- und Reglerstoffe.**
Dass Sie ständig frieren liegt daran, dass Sie weniger Fette und Kohlenhydrate zu sich genommen haben, um abzunehmen. Diese Nährstoffe liefern Ihnen normalerweise Energie, die Sie für Ihre körperliche Arbeit brauchen. Deshalb waren Sie auch bei der Fahrradtour so schnell schlapp.
Fette und Kohlenhydrate sind unsere **Brennstoffe.**
Passen Sie außerdem bitte auf, dass Sie in der nächsten Zeit genug Eiweiß zu sich nehmen. Sonst können wichtige Körperzellen, zum Beispiel in Ihren Muskeln, abgebaut werden, und Sie werden noch schwächer. Wir brauchen Eiweiß nämlich als **Baustoff** und zur Erhaltung der Zellen. Darüber hinaus besteht unser Körper zu zwei Dritteln aus Wasser. Daher ist es wichtig, dass Sie auch diesen Baustoff in ausreichender Menge zu sich nehmen, das heißt, genug trinken. Und dann sind da noch die Mineralstoffe wie zum Beispiel Calcium, die gehören ebenfalls zu dieser Gruppe. Sie sind am Aufbau und an der Erhaltung unserer Knochen, Zähne, Haare, Fingernägel beteiligt. Achten Sie darauf, dass Sie in nächster Zeit ausgewogen und ausreichend essen. Ihre Probleme verschwinden dann von ganz allein!"

Herr Müller nickt und verlässt die Praxis. Auf dem Weg nach Hause denkt er nach und überlegt, was der Arzt ihm alles geraten hat. Leider war es so viel auf einmal, dass er die Hälfte schon wieder vergessen hat.

Aufgaben:

- Lies dir die Geschichte von Herrn Müller durch. Markiere die wichtigsten Begriffe.
- Finde heraus, welche Aufgaben die einzelnen Nähr- und Wirkstoffe haben und wie sie heißen.
- Trage deine Ergebnisse in das Aufgabenblatt ein.

BVK LZ06 · Petra Kamplade / Sabine Winkler: Lernzirkel Ernährung

Station 7

Aufgabenblatt
Aufgaben der Nähr- und Wirkstoffe

Die einzelnen Nähr- und Wirkstoffe werden in drei Aufgabengruppen eingeteilt:

______________________________**stoffe**
lassen den Körper wachsen und halten ihn am Leben.

Zu dieser Gruppe gehören:

____

____

____

____

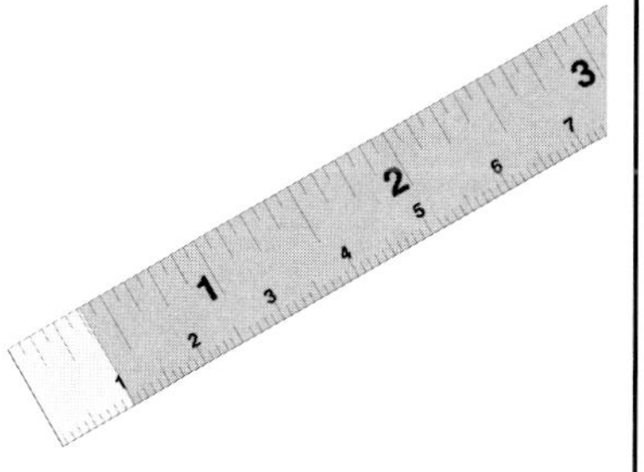

______________________________**stoffe**
geben dem Körper Wärme und Kraft.

Zu dieser Gruppe gehören:

____

____

____

____

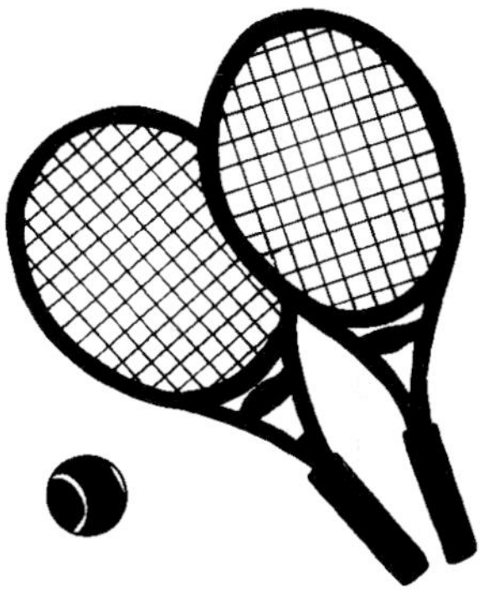

______________________ + ______________________**stoffe**
wehren Krankheiten ab und regeln die Vorgänge im Körper.

Zu dieser Gruppe gehören:

____

____

____

____

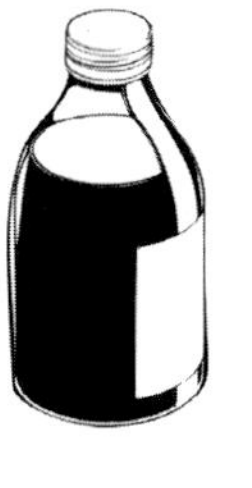

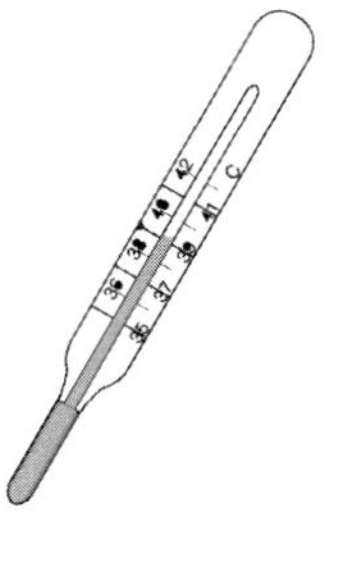

Der Körper braucht alle Nährstoffe *zugleich,* um gesund zu bleiben!

BVK LZ06 · Petra Kamplade / Sabine Winkler: Lernzirkel Ernährung

Station 7

Kontrollblatt
Aufgaben der Nähr- und Wirkstoffe

Die einzelnen Nähr- und Wirkstoffe werden in drei Aufgabengruppen eingeteilt:

Baustoffe
lassen den Körper wachsen und halten ihn am Leben.

Zu dieser Gruppe gehören:

Eiweiße

Mineralstoffe

Wasser

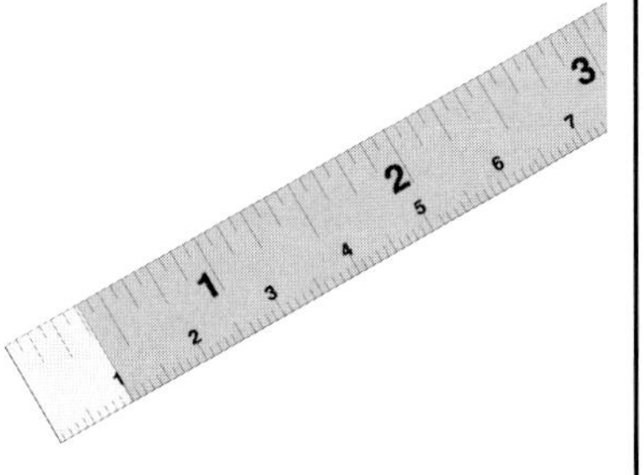

Brennstoffe
geben dem Körper Wärme und Kraft.

Zu dieser Gruppe gehören:

Kohlenhydrate

Fette

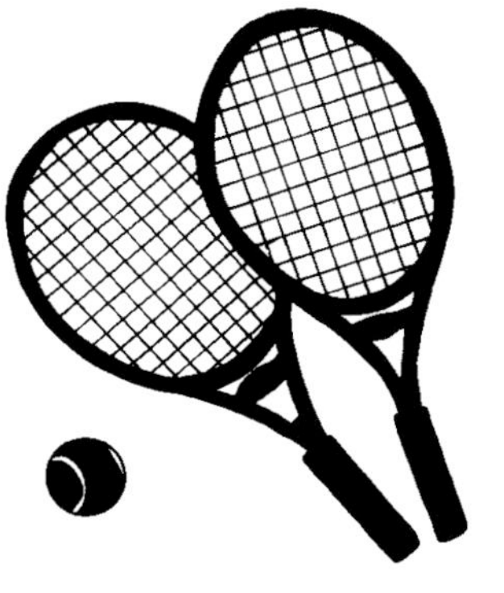

Schutz- + Reglerstoffe
wehren Krankheiten ab und regeln die Vorgänge im Körper.

Zu dieser Gruppe gehören:

Mineralstoffe

Vitamine

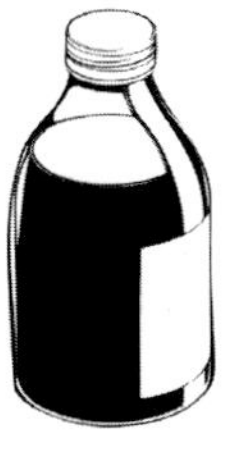

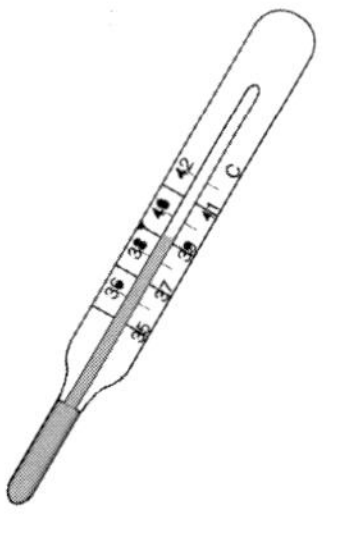

Der Körper braucht alle Nährstoffe *zugleich,* um gesund zu bleiben!

BVK LZ06 • Petra Kamplade / Sabine Winkler: Lernzirkel Ernährung

Station 8

Den Nährstoffen auf der Spur

Suche dir dazu einen Partner. 

Wenn wir wissen wollen, welche Nährstoffe in einem Lebensmittel enthalten sind, dann brauchen wir nur in einer Nährwerttabelle nachzusehen. Es gibt aber auch eine ganz einfache Methode, um herauszufinden, ob in einem Lebensmittel Eiweiß oder Fett enthalten ist.

Fett
Man hat herausgefunden, dass Fett auf Stoff oder Papier Flecken hinterlässt. So kann man Fett ganz einfach nachweisen, wenn man Lebensmittelproben auf Löschpapier drückt. Hinterlassen sie einen Fleck, der nicht trocknet, ist Fett nachgewiesen.

Findet nun heraus, ob in Käse und Kartoffeln Fett enthalten ist.

1. Schneidet ein kleines Stückchen Käse und ein Stückchen Kartoffel ab.

2. Nehmt zwei kleine Blätter Löschpapier und schreibt auf das eine „Käse“ und auf das andere „Kartoffel“.

3. Presst (evtl. etwas reiben) die Lebensmittelproben auf das entsprechende Papier und lasst beide Papierstücke trocknen (evtl. Föhn benutzen).

4. Ist nach der Trockenzeit noch ein Fleck sichtbar, ist in dem Lebensmittel Fett enthalten.

Eiweiß
Man hat herausgefunden, dass Eiweiß, wenn es mit Säure zusammengebracht wird, **gerinnt.** (Man sagt auch, es ***flockt*** aus.) So kann man, indem man Lebensmittel mit Zitronensäure zusammenbringt, herausfinden, ob sie Eiweiß enthalten.

Findet nun heraus, ob in Apfelsaft und Milch Eiweiß enthalten ist.

1. Gebt jeweils etwas Milch und etwas Apfelsaft in die bereitgestellten Gläser.

2. Fügt beiden Flüssigkeiten jeweils einen Teelöffel Zitronensaft hinzu.

3. Wenn die Flüssigkeit gerinnt (ausflockt), enthält sie Eiweiß.

BVK LZ06 • Petra Kamplade / Sabine Winkler: Lernzirkel Ernährung

Station 8

Aufgabenblatt
Den Nährstoffen auf der Spur

Kreuze an:

In **Käse** ○ **Kartoffeln** ○

ist **Fett** enthalten.

In **Milch** ○ **Apfelsaft** ○

ist **Eiweiß** enthalten.

Spült die benutzten Geräte und entsorgt eure Löschpapierproben, damit die nachfolgende Gruppe die gleichen Ausgangsbedingungen vorfindet.

BVK LZ06 • Petra Kamplade / Sabine Winkler: Lernzirkel Ernährung

Lernzirkel Ernährung

Station 8

Kontrollblatt
Den Nährstoffen auf der Spur

Kreuze an:

In **Käse** ⊗ **Kartoffeln** ○

ist **Fett** enthalten.

In **Milch** ⊗ **Apfelsaft** ○

ist **Eiweiß** enthalten.

BVK LZ06 • Petra Kamplade / Sabine Winkler: Lernzirkel Ernährung

Station 9

Aufgabenblatt
Farbspielerei mit Nähr- und Wirkstoffen

Nähr- und Wirkstoffe werden durch bestimmte Farben gekennzeichnet:
Kohlenhydrate: **grün,** Fett: **gelb,** Eiweiß: **rot,** Vitamine: **schwarz,** Mineralstoffe: **braun,** Wasser: **blau.**

Hier findest du eine Tabelle mit verschiedenen Lebensmitteln. Stelle mit Hilfe der Nährwerttabelle fest, welche Nährstoffe in ihnen enthalten sind. Male die Spalten mit den Farben der Nähr- und Wirkstoffe (s. o.) aus. Beachte dabei, ob der Anteil der Nähr- und Wirkstoffe hoch oder gering ist und male die Spalten entsprechend mehr oder weniger aus.

Bei Vitaminen und Mineralstoffen findest du keine Grammangaben, sondern große und kleine Punkte. Diese bedeuten, dass die Vitamine und Mineralstoffe reichlich oder in Spuren vorhanden sind.

Ein Kästchen = 100 % eines Nährstoffes

Lebensmittel	Eiweiß	Fett	Kohlen-hydrate	Mineral-stoffe	Vitamine	Wasser
100 g Brathähnchen						
100 g Buttermilch						
100 g Cola						
100 g Kartoffelchips						
100 g Salzkartoffeln						
100 g Mineralwasser						
100 g Popcorn						
100 g Salatgurke						
100 g Mischbrot						
100 g Paprikaschoten						
100 g Schweineschnitzel						
1 Hühnerei						
100 g Goudakäse						
100 g Bananen						

BVK LZ06 • Petra Kamplade / Sabine Winkler: Lernzirkel Ernährung

Station 9

Kontrollblatt
Farbspielerei mit Nähr- und Wirkstoffen

Nähr- und Wirkstoffe werden durch bestimmte Farben gekennzeichnet.
Kohlenhydrate: **grün,** Fett: **gelb,** Eiweiß: **rot,** Vitamine: **schwarz,** Mineralstoffe: **braun,** Wasser: **blau.**

Hier findest du eine Tabelle mit verschiedenen Lebensmitteln. Stelle mit Hilfe der Nährwerttabelle fest, welche Nährstoffe in ihnen enthalten sind. Male die Spalten mit den Farben der Nähr- und Wirkstoffe (s. o.) aus. Beachte dabei, ob der Anteil der Nähr- und Wirkstoffe hoch oder gering ist und male die Spalten entsprechend mehr oder weniger aus.

Bei Vitaminen und Mineralstoffen findest du keine Grammangaben, sondern große und kleine Punkte. Diese bedeuten, dass die Vitamine und Mineralstoffe reichlich oder in Spuren vorhanden sind.

Ein Kästchen = 100 % eines Nährstoffes

Lebensmittel	Eiweiß	Fett	Kohlen-hydrate	Mineral-stoffe	Vitamine	Wasser
100 g Brathähnchen				○	○	
100 g Buttermilch						
100 g Cola						
100 g Kartoffelchips				○	○	
100 g Salzkartoffeln				○	○	
100 g Mineralwasser				○		
100 g Popcorn						
100 g Salatgurke				○		
100 g Mischbrot				○	○	
100 g Paprikaschoten				◯		
100 g Schweineschnitzel				○	○	
1 Hühnerei				○	○	
100 g Goudakäse				◯	○	
100 g Bananen				○	○	

BVK LZ06 • Petra Kamplade / Sabine Winkler: Lernzirkel Ernährung

Spielanleitung

... und so funktioniert „Gute Ernährung macht Spaß!“

1. Worum geht's?

Versuche, möglichst schnell die Zielgerade zu erreichen! Das schaffst du durch Würfeln oder indem du auf bestimmte Felder kommst. Auf den Ereignisfeldern (Ausrufezeichen) musst du bestimmte Tätigkeiten durchführen. Auf den Fragefeldern (die erkennst du am Fragezeichen) ziehst du Karten mit einer Frage, die du beantworten musst. Ist deine Lösung richtig, bekommst du Gewinnkarten (mit einem Kleeblatt) – mit denen kannst du schneller von der Zielgeraden (Feld mit Kleeblatt) ins Ziel vorrücken. Wie? Das kommt als Schönstes zum Schluss.

2. Aber jemand muss das Sagen haben ...

... nämlich der Spielleiter (SP), der nicht mitwürfelt, sondern erklärt und entscheidet. Wer Spielleiter oder Spielleiterin wird, bestimmt die Gruppe, die aus vier Personen bestehen muss.

Die / der SP

- liest erst einmal diese Spielanleitung vor, damit jeder die Regeln versteht;
- mischt dann die Karten und legt sie, nach Ereignis- und Fragekarten sortiert, hin (mit verdecktem Text, wohlgemerkt);
- eröffnet das Spiel: „Jetzt setzt mal alle eure Spielsteine auf das Startfeld und fangt an zu würfeln – in der alphabetischen Reihenfolge eurer Nachnamen!“ (oder so ähnlich).
- liest die Ereignis- bzw. Fragekarten vor, wenn jemand das entsprechende Feld erreicht hat;
- entscheidet, ob eine Lösung richtig ist.

3. Gespielt wird dann ...

... indem ihr reihum würfelt. Die Würfelzahl zeigt an, wie viele Felder man vorrücken darf. Achtung! Auf einem Feld dürfen mehrere Spielsteine stehen.

4. Karten mit Pfiff

Bist du auf einem Fragezeichen-Feld angekommen, liest die / der SP eine Fragekarte vor und du antwortest. Ob die Antwort richtig war? Das entscheidet die / der SP. Dann nämlich bekommst du von ihr / ihm eine Gewinnkarte.
Und wenn etwas unklar ist? Ruft eure Lehrerin bzw. euren Lehrer.

Und was machst du auf einem Feld mit Ausrufezeichen? Das muss dir klugem Köpfchen jetzt nicht mehr erklärt werden.

5. Na endlich – du stehst auf der Zielgeraden!

Die Zielgerade beginnt ab dem Feld mit dem Kleeblatt. Jetzt kannst du einen Zahn zulegen. Du löst deine Gewinnkarten ein und rückst daraufhin schneller vor. Für jeweils eine Gewinnkarte sprintest du ein Feld vor. Wenn du keine (mehr) hast (Pech gehabt!), dann musst du dich mit Würfeln begnügen.

BVK LZ06 · Petra Kamplade / Sabine Winkler: Lernzirkel Ernährung

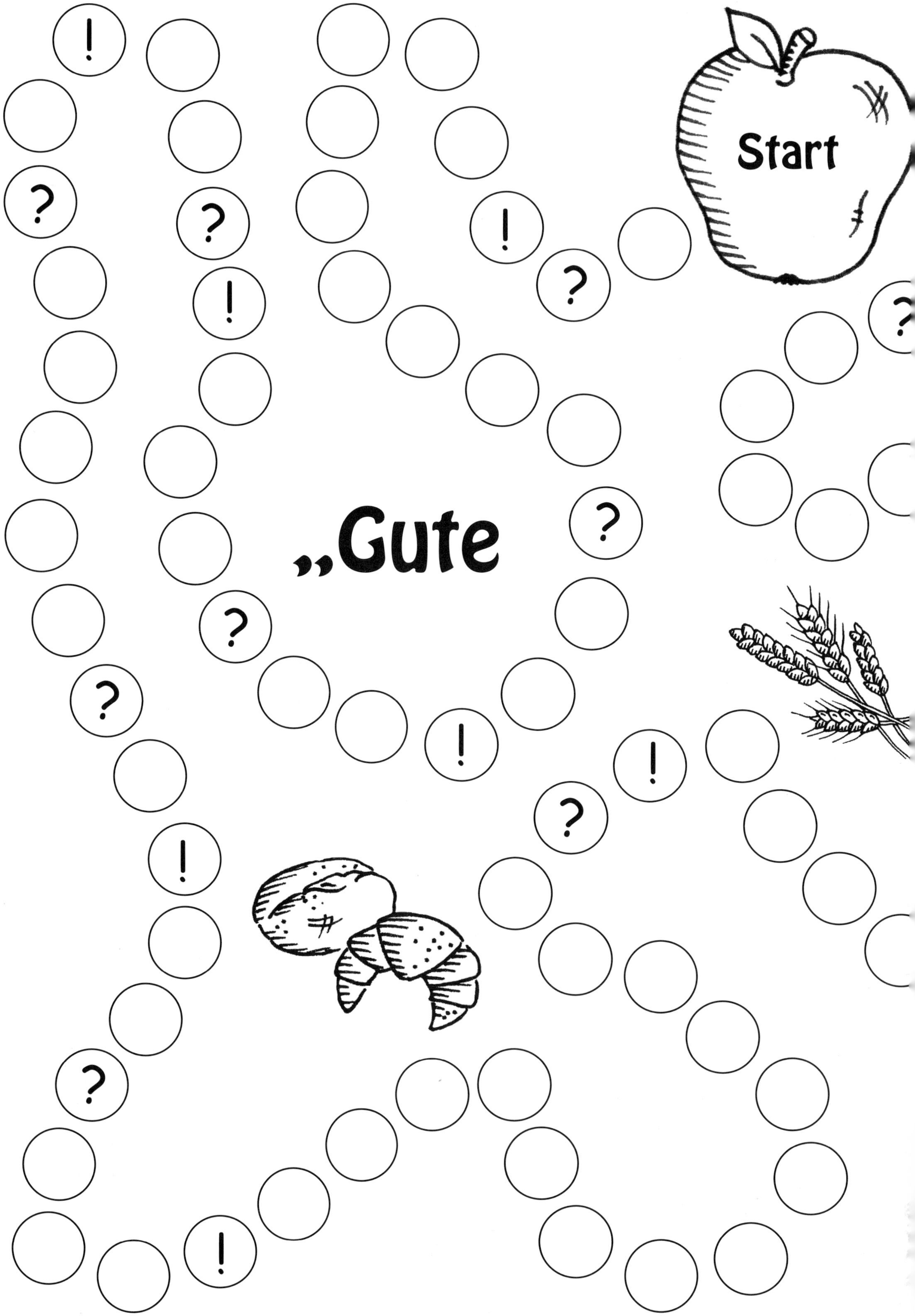

BVK LZ06 · Petra Kamplade / Sabine Winkler: Lernzirkel Ernährung

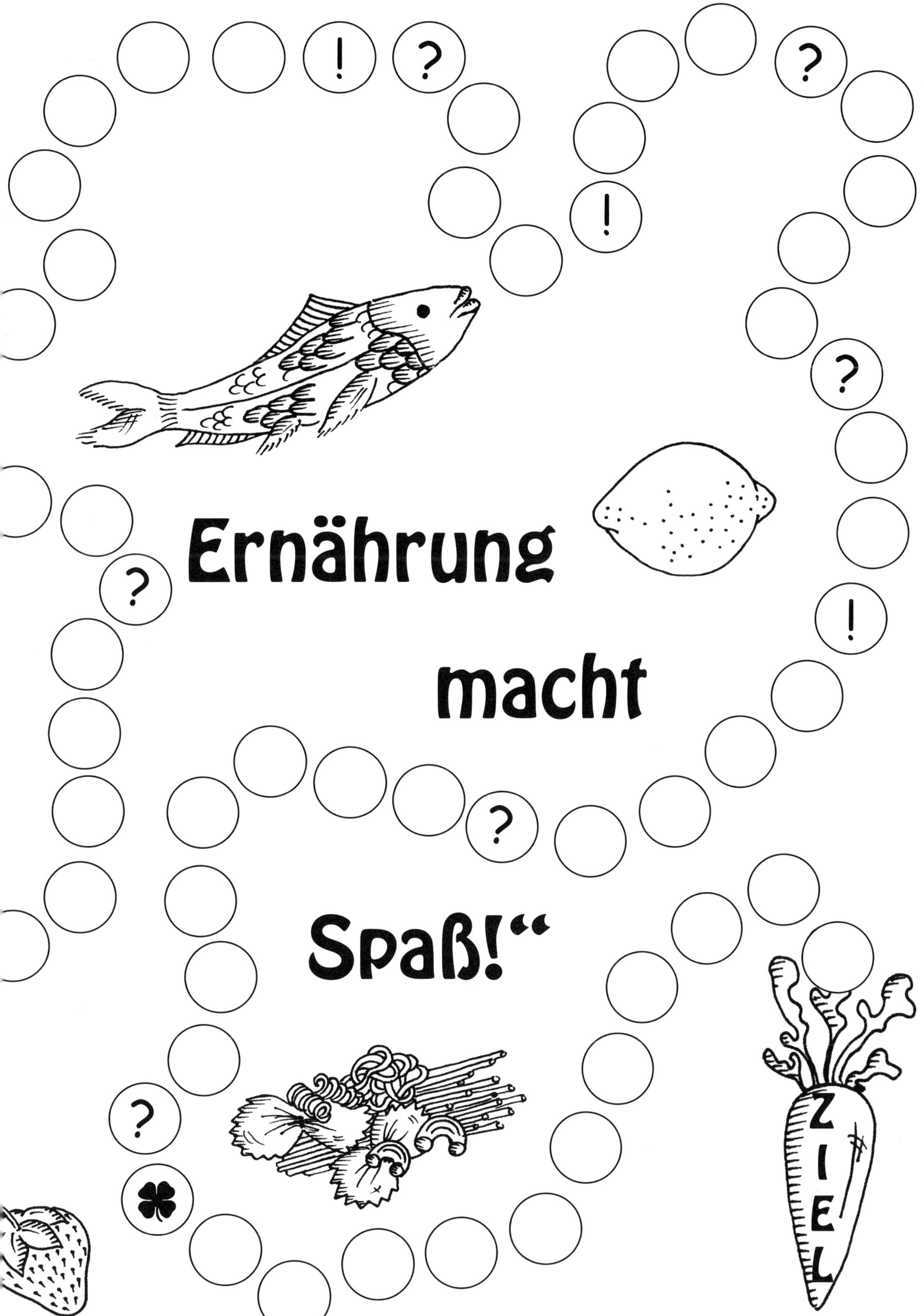
Ernährung
macht
Spaß!“
ZIEL

Nährwerttabelle

Lebensmittel 100g	Eiweiß g	Fett g	Kohlen-hydrate g	Mineralstoffe	Vitamine	Wasser g
Fleisch						
Rinderfilet	19	4		•	•	76
Rinderherz	12	4		•	•	82
Rinderleber	18	3	6	•	•	72
1 Schweine-braten	19	15		•	•	70
Geflügel						
Ente	15	14		●	●	70
Gans	10	20		•	•	69
Brathähnchen	15	4				80
Wurst und Fleischwaren						
Schinken gekocht	19	20		•	•	60
Salami	17	47		•	●	35
Leberwurst	12	40	1	•	•	46
Eier						
Hühnerei Stück ca. 57g	7	6	1	•	•	85
Hühnereidotter	16	32		•	•	50
Hühnereiklar	11		1	•	•	88
Milch						
Vollmilch	3,5	3,5	5	•	•	87
Milch (fettarm)	4	1,5	5			88
Buttermilch	4	1	4			90
Schlagsahne	2	30	3	•	•	64
Sojadrink	3	2	2	•	•	92
Käse						
Goudakäse, Vollfett	26	29		●	•	42
Schmelzkäse	14	24	6	●	•	55
Magerquark	12		2		•	85
Sahnequark	12	11	4	•		72
Fette						
Butter	1	83		•	•	15
Margarine	1	80		•	•	18
Halbfettmar-garine	6	40				53
Olivenöl		100				
Salatmajonäse	1	52	5	•	•	42
Getreideerzeugnisse						
Reis, Vollkorn	7	2	75	•	●	11
Reis, poliert	7	1	79	•	●	11
Volkornnudeln	15	3	64	•	●	9
Weizen			87	•		15

BVK LZ06 • Petra Kamplade / Sabine Winkler: Lernzirkel Ernährung

Nährwerttabelle

Lebensmittel 100g	Eiweiß g	Fett g	Kohlenhydrate g	Mineralstoffe	Vitamine	Wasser g
Hafer	13	7	61	•	•	12
Roggen Roggenmehl	9	2	54	●	•	21
Maismehl	9	4	65	•	•	12
Brot und Brotwaren						
Vollkornbrot	8	1	47	•	•	35
Mischbrot	7	1	52	•	•	34
Knäckebrot	10	1	65	•	•	34
Toast	10	2	65	•		20
Brötchen	7	1	58	•		40
Cornflakes mit Milch	10	7	27	•	•	40
Frühstücks-müsli	5	3	42	•	•	35
Kartoffeln						
Salzkartoffeln	4		37	•	•	79
Kartoffelbrei	3	3	16	•	•	74
Röstkartoffeln	4	8	28	•	•	53
Pommes frites	4	12	34	•	•	45
Reibekuchen	2	20	37	•	•	74
Kartoffelknödel	4	1	28	•	•	63
Kartoffelsalat	2	3	15	•	•	76
Kartoffelchips	5	40	50	•	•	3
Gemüse						
Möhren	1		6	●		89
Erbsen, grün Sterilisiert	4		11	●		79
Rahmspinat Rotkohl	3		3	●		90
Paprikaschoten, roh	1		4	●		91
Tomate	1		3	•		92
Salatgurke			1	•		96
Brokkoli	3		2	●		90
Grünkohl	2	1	3	•		88
Zucchini	2		2	•		93
Zwiebel	1		9			85
Obst						
Apfel			12	•	•	85
Apfelsine			9			87
Banane	1		16	•	•	79
Birne			13		•	78
Erdbeeren	1		7	•	•	88
Grapefruit			7	•		90
Kiwi			12			84
Mandarine			8			88
Zitrone			5	●		93

Nähwerttabelle

Lebensmittel 100g	Eiweiß g	Fett g	Kohlen-hydrate g	Mineralstoffe	Vitamine	Wasser g
Süßwaren						
Zucker			100	•		
Honig			81	•		19
Schokolade	9	33	55			3
Fruchtgummi	10		80			
Kakaopulver	20	25	38	•	•	15
Kokosflocken	2	18	69			6
Milch-karamellen	3	5	84	•	•	8
Schokokuss		11	74			15
Nougat	5	24	66			5
Popcorn, süß	13	5	78			
Pralinen	5	16				9
Getränke						
Mineralwasser				•		90
Cola			22			88
Orangensaft, frisch	1		10		●	87
Apfelsaft			12	•	•	88
Zitronensaft			12		●	92

Zeichenerklärung:

• in Spuren vorhanden

● reichlich vorhanden

BVK LZ06 • Petra Kamplade / Sabine Winkler: Lernzirkel Ernährung

Welche Farbe symbolisiert den Nährstoff **Kohlenhydrate?**

grün

In hauswirtschaftlichen Büchern wird der Nährstoff **Fett** in einer bestimmten Farbe dargestellt. Weißt du, in welcher?

gelb

Den Nährstoff **Eiweiß** stellst du mit welcher Farbe dar?

rot

Du bist in letzter Zeit so oft erkältet. Woran könnte das liegen?

In deiner Ernährung fehlen Vitamine und Mineralstoffe.

Wasser wird in hauswirtschaftlichen Büchern immer mit einer bestimmten Farbe gekennzeichnet. Mit welcher?

blau

Nenne zwei Beispiele für Genussmittel.

Kaffee, Zigaretten

Nur zwei der folgenden Begriffe sind Wirkstoffe. Welche?
Mineralstoffe, Farbstoffe, Vitamine, Kohlenhydrate

Mineralstoffe, Vitamine

Die drei Grundnährstoffe heißen …?

Fett, Eiweiß, Kohlenhydrate

?

?

?

?

?

?

?

?

In welche zwei Gruppen teilt man Nahrungsmittel entsprechend ihrer Herkunft ein?

pflanzlich – tierisch

Aus wie viel Prozent Wasser besteht der menschliche Körper?

64 %

Nenne einen typischen Fettträger.

z. B.: Öl, Käse, Butter, Speck

Nenne einen typischen Kohlenhydratträger.

z. B.: Brot, Kartoffeln, Reis, Nudeln

Nenne einen typischen Eiweißträger.

z. B.: Milch, Eier, Quark

Nenne einen typischen Vitamin- und Mineralstoffträger.

z. B.: alle Obst- und Gemüsesorten

Welche Aufgaben haben die so genannten Baustoffe?

Sie lassen den Körper wachsen und halten ihn am Leben.

Welche Nährstoffe sind Baustoffe?

Wasser, Eiweiß, Mineralstoffe, (Fett)

?	?
?	?
?	?
?	?

Welche Bedeutung haben Kohlenhydrate für den menschlichen Körper?

Sie liefern Energie.

Welche der Nähr- und Wirkstoffe braucht der Körper, um gesund zu bleiben?

Alle zugleich (Kohlenhydrate, Fett, Eiweiß, Vitamine, Mineralstoffe, Wasser).

Kennst du eine Möglichkeit, Fett in der Nahrung nachzuweisen?

Löschpapiertest (Fleck bleibt sichtbar)

Wie kannst du nachweisen, dass z. B. in der Milch auch wirklich Eiweiß vorhanden ist?

Bei Säurenzugabe flockt die Milch aus.

"Iss Obst und du bleibst gesund." Weshalb ist dieser Spruch richtig?

Obst enthält Vitamine und Mineralstoffe.

Tagsüber sollst du viel Flüssigkeit zu dir nehmen. Weißt du, wie viel?

2–3 l

Warum können wir nicht auf Kohlenhydrate in der Nahrung verzichten?

Sie liefern uns die nötige Energie.

Wieso kann man manche Nahrungsmittel mit verbundenen Augen erraten?

Sie enthalten Geruchs- und Geschmacksstoffe.

? ?

? ?

? ?

? ?

Auch die Farb- und Geschmacksstoffe haben eine Bedeutung für unsere Ernährung. Welche?

Sie sind appetitanregend und verdauungsfördernd.

Warum brauchen auch Erwachsene Baustoffe, obwohl sie nicht mehr wachsen?

Die alten Zellen werden ständig durch neue ersetzt.

Welche Nährstoffträger sind anteilmäßig am stärksten in der menschlichen Ernährung vertreten?

Kohlenhydrate

Welche Stoffe geben dem Körper Wärme und Kraft?

Brennstoffe

Welche Stoffe wehren Krankheiten ab und regeln Vorgänge im Körper?

Schutz- und Reglerstoffe

Was könnte der Grund dafür sein, dass du dich schlapp fühlst?

Du hast einen oder mehrere Nähr- und Wirkstoffe in deiner Ernährung vernachlässigt.

Welcher Inhaltsstoff ist im Brot am meisten vorhanden?

Kohlenhydrate

Weißt du, woraus Honig überwiegend besteht?

aus Kohlenhydraten

?

?

?

?

?

?

?

?

Im Hauswirtschaftsunterricht hat deine Gruppe zum Essen Apfelschorle eingekauft. Gute Wahl!

Würfle noch einmal!

Du hast schon eine Woche lang keine Zigaretten mehr geraucht.

Für dein Durchhaltevermögen darfst du drei Felder vorrücken!

Vor der Mathearbeit schiebst du dir in der Pause ein Tomaten-Käse-Vollkornbrötchen rein. Da kommt dein Gehirn auf Touren.

Gewürfelte Punktzahl verdoppeln und vorrücken!

Schon wieder hast du vergessen, dein Pausenbrot mitzunehmen und kaufst dir am Büdchen zwei Schokoladenwaffeln. Das kann es nicht sein!

Setze einmal aus!

Du hast im Hauswirtschaftsunterricht vorgeschlagen, einmal einen alternativen Hamburger zuzubereiten. Gute Idee!

Würfle noch einmal!

Deine Mutter hat dir einen Apfel, eine Banane und eine Birne mit in die Schule gegeben. Du isst alles auf!

Rücke drei Felder vor!

Gestern hast du dein ganzes Taschengeld fürs Essen bei McDonalds ausgegeben. Das hättest du billiger haben können.

Gehe zwei Felder zurück!

In der letzten Stunde habt ihr Sport. Dir wird beim Geräteturnen schwindelig, weil du den ganzen Tag noch nichts gegessen hast.

Setze einmal aus!

!

!

!

!

!

!

!

!

Du hast während der
Hausaufgaben zwei
Tüten Chips und zwei Tüten
Erdnüsse gegessen.
Jetzt bist du pappsatt!

Mache zehn Kniebeugen!

Was denn!
Schon wieder eine große Portion
Pommes rot-weiß verdrückt.
So wird das nichts.

Also vier Felder zurück!

Ein Hamburger, eine Cola und
zwei Tafeln Schokolade.
Dir wird total schlecht und du
wunderst dich auch noch,
warum?

Beginne noch einmal
von vorne!

Deine Mutter gibt dir als
Pausenfüller einen
Müsliriegel mit. Du magst ihn
aber nicht und gibst ihn ab.

Drei Felder zurück!

Bravo!
Seit neuestem isst du
Müsli zum Frühstück!

Rücke zwei Felder vor!

Du warst in der Englischstunde
supergut drauf.
Das lag natürlich an der
nährstoffreichen Milch, die du
zum Frühstück getrunken hast.
Die knallt voll rein.

Rücke zwei Felder vor!

Nach dem Sport bist du
völlig ausgepowert und ziehst
dir 1 Liter Fanta rein.
Schlecht für dich!

Setze einmal aus!

Du hast schon wieder verpennt
und deshalb nicht gefrühstückt.

Fünf Felder zurück!

!	!
!	!
!	!
!	!

Nach der Schule kaufst du dir beim Bäcker erst einmal drei Cremeteilchen und isst sie alle gierig auf. Danach ist dir absolut schlecht.

Setze einmal aus!

Die drei Stücke Sahnetorte auf Ullas Geburtstag sind dir nicht bekommen. Kein Wunder!

Setze eine Runde aus!

Regelmäßig Sport getrieben? Super!

Zur Belohnung darfst du noch einmal würfeln!

Heute hast du mal keine Süßigkeiten gegessen. Das ist für dich zwar ganz was Neues, aber du fühlst dich turbowohl.

Deshalb darfst du drei Felder vorrücken!

Was denn, du hast in der Pause einen Apfel statt eines Schokoriegels gegessen? Klasse!

Rücke zwei Felder vor!

Du hast in dein Pausenbrot nur einmal hineingebissen und es dann weggeworfen. Deiner Mutter erzählst du, du hättest es gegessen. So geht das nicht!

Zurück an den Start!

Beim anstrengenden Fußballspiel hat deine Mannschaft Punkte gewonnen und dein Körper hat Wasser und Mineralstoffe verloren. Du tankst wieder auf mit Mineralwasser. Das ist super.

Rücke vier Felder vor.

Du bist früh genug aufgestanden und hast noch Zeit für ein leckeres Frühstück. Da lacht das Herz.

Rücke drei Felder vor!

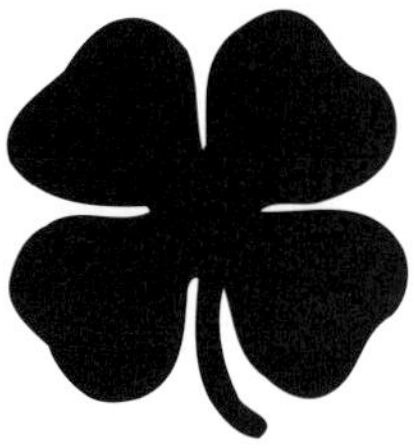
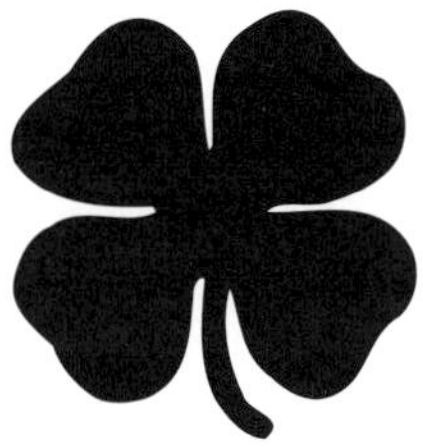
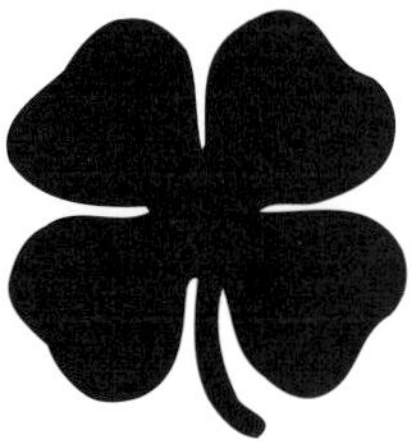
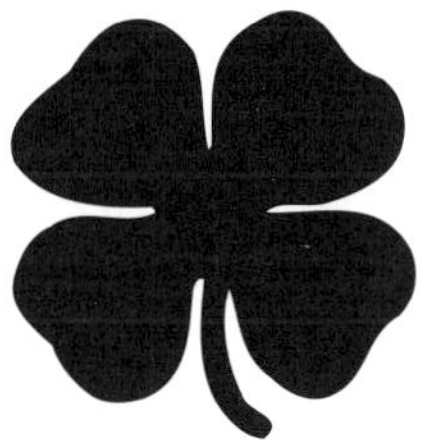

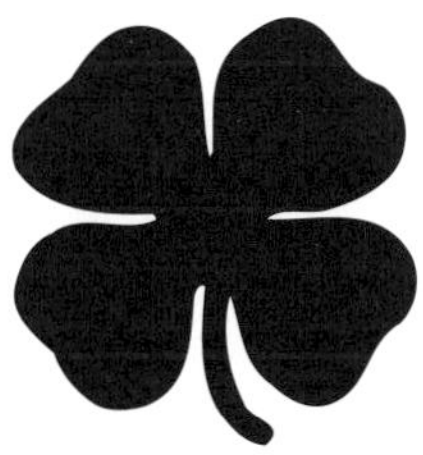
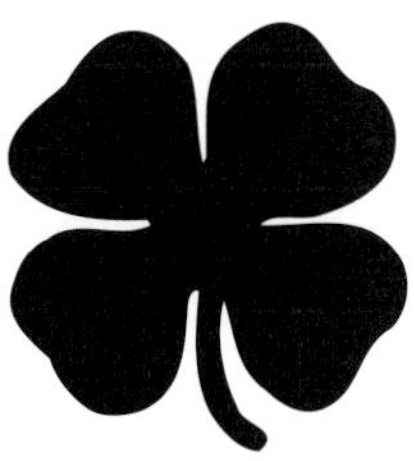
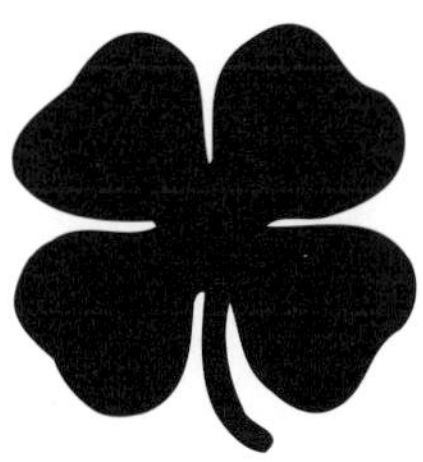

Zusatzstation 1

Buchstabenrätsel

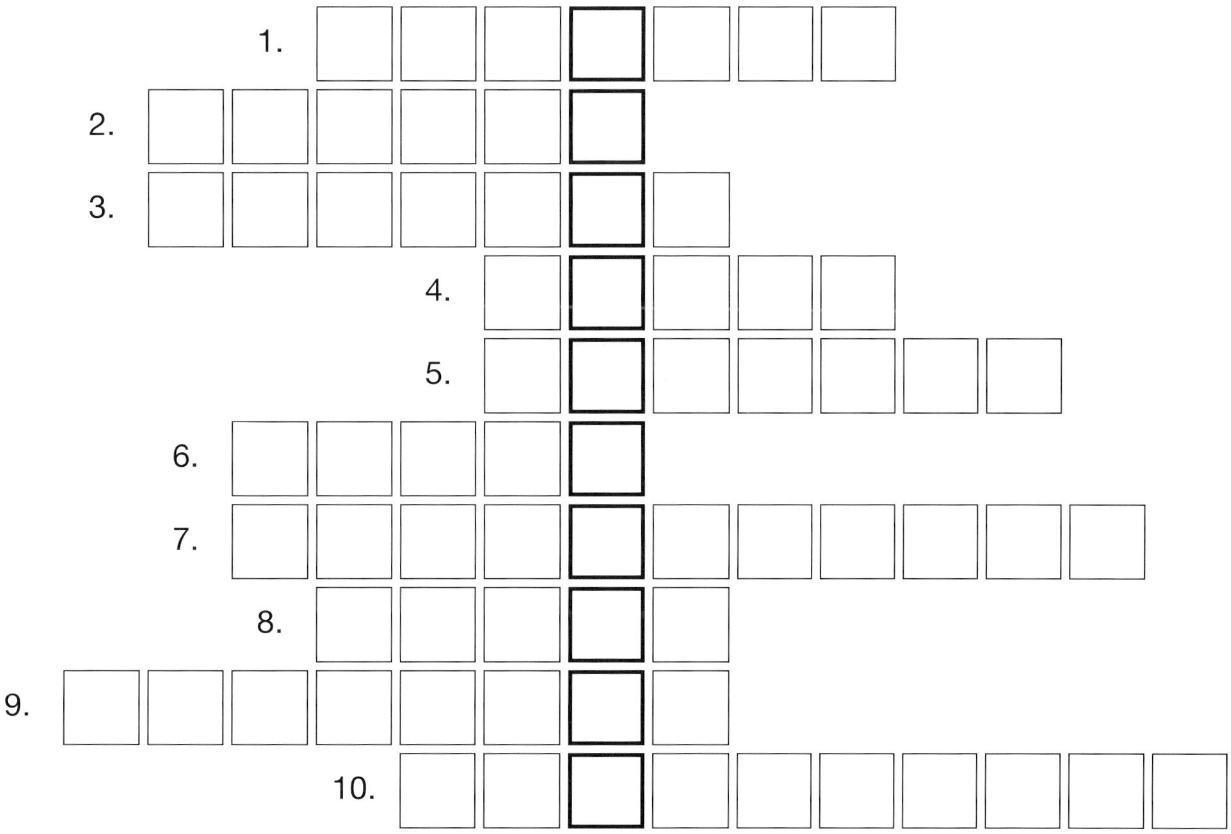

1.) Zum Wachsen braucht dein Körper …
2.) Dein Körper besteht zu 64 % aus …
3.) Das, was du täglich zu dir nimmst, nennt man …
4.) Ein Brotbelag, der prima schmeckt. Er stammt von der Kuh …
5.) Ganz viele Mineralstoffe erhält dein Körper, wenn du täglich viel … isst.
6.) Ein Pausengetränk, das dich fit hält.
7.) Eiweiß, Fett und Kohlenhydrate nennt man …
8.) Mineralstoffe werden in Fachbüchern mit einer bestimmten Farbe gekennzeichnet.
9.) Frisches Obst hat ganz viele …
10.) Ein Genussmittel, das schädlich ist.

Hinweis: Ä = AE, Ö = OE, Ü = UE, ß = SS

Lösungswort:

1	2	3	4	5	6	7	8	9	10

BVK LZ06 · Petra Kamplade / Sabine Winkler: Lernzirkel Ernährung

Zusatzstation 1

Kontrollblatt
Buchstabenrätsel

1.				E	I	W	E	I	S	S				
2.		W	A	S	S	E	R							
3.		N	A	H	R	U	N	G						
4.						K	A	E	S	E				
5.						G	E	M	U	E	S	E		
6.			M	I	L	C	H							
7.			N	A	E	H	R	S	T	O	F	F	E	
8.				B	R	A	U	N						
9.	V	I	T	A	M	I	N	E						
10.					Z	I	G	A	R	E	T	T	E	N

1.) Zum Wachsen braucht dein Körper …
2.) Dein Körper besteht zu 64 % aus …
3.) Das, was du täglich zu dir nimmst, nennt man …
4.) Ein Brotbelag, der prima schmeckt. Er stammt von der Kuh …
5.) Ganz viele Mineralstoffe erhält dein Körper, wenn du täglich viel … isst.
6.) Ein Pausengetränk, das dich fit hält.
7.) Eiweiß, Fett und Kohlenhydrate nennt man …
8.) Mineralstoffe werden in Fachbüchern mit einer bestimmten Farbe gekennzeichnet.
9.) Frisches Obst hat ganz viele …
10.) Ein Genussmittel, das schädlich ist.

Hinweis: Ä = AE, Ö = OE, Ü = UE, ß = SS

Lösungswort:

1	2	3	4	5	6	7	8	9	10
E	R	N	A	E	H	R	U	N	G

Zusatzstation 2

Memory

Suche dir einen Partner.

Mischt die Memorykarten und legt sie im Quadrat (6 x 6) mit der Bildseite nach unten auf den Tisch.
Nun kommt es darauf an, jeweils 2 gleiche Kohlenhydratträger (grüner Punkt) oder 2 gleiche Eiweißträger (roter Punkt) oder 2 gleiche Fettträger (gelber Punkt) oder 2 gleiche Vitamin- und Mineralstoffträger (schwarzer und brauner Punkt) aufzudecken.

Versucht, euch die Lage der Karten zu merken, die zusammenpassen.
Wenn ihr zwei identische Träger aufgedeckt habt, dürft ihr das Pärchen behalten.

Wer die meisten Pärchen hat, hat gewonnen.

BVK LZ06 • Petra Kamplade / Sabine Winkler: Lernzirkel Ernährung

Lernzirkel Ernährung

Zusatzstation 2

Quartett

Suche dir zwei oder drei Partner.

Zu unserem Nährstoff-Quartett gehören 32 Karten. Jeweils vier Karten bilden ein Quartett.
Ein Quartett ist an Karten mit gleichfarbigen Punkten (gelber Punkt = Fettträger, roter Punkt = Eiweißträger, grüner Punkt = Kohlenhydratträger, schwarzer / brauner Punkt = Vitamin- und Mineralstoffträger) zu erkennen.
Unser Nährstoffquartett wird folgendermaßen gespielt:
Mische zunächst alle Karten gründlich und verteile an jeden Mitspieler fünf Karten. Die übrigen Karten bilden den Kartenstock. Der links vom Kartengeber sitzende Spieler beginnt und zieht eine Karte aus dem Stock. Kann er sie für sein / e Quartett / e gebrauchen, behält er sie und wirft eine für ihn unbrauchbare Karte ab. Benötigt er sie nicht, wirft er sie gleich wieder ab. Dann ist der nächste Mitspieler an der Reihe, so lange, bis alle Karten im Stock verbraucht sind.

Wer die meisten Quartette abgelegt hat, hat gewonnen.

BVK LZ06 • Petra Kamplade / Sabine Winkler: Lernzirkel Ernährung

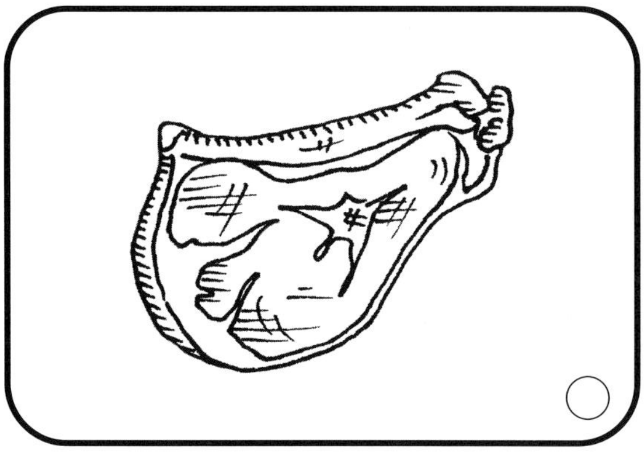

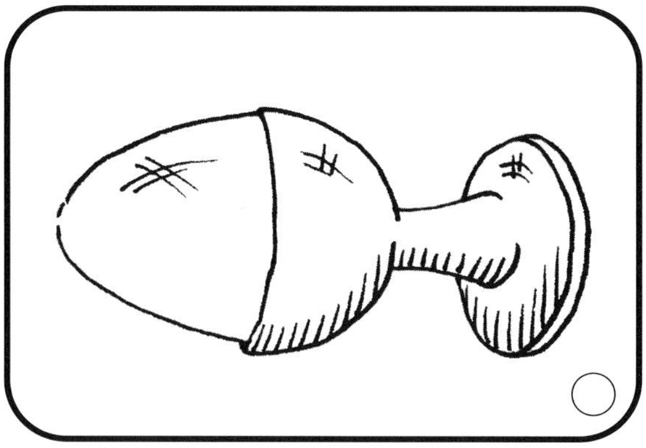

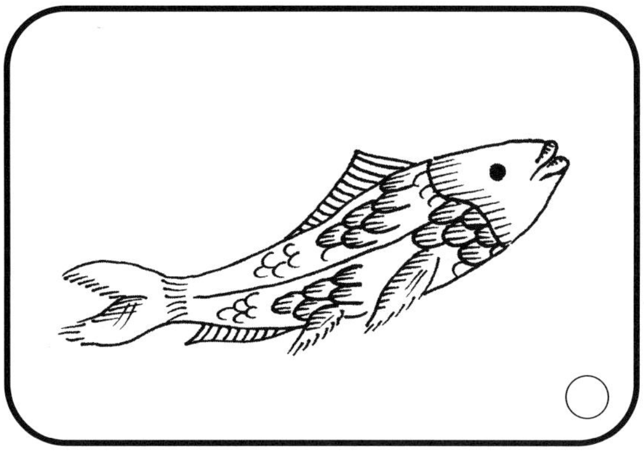

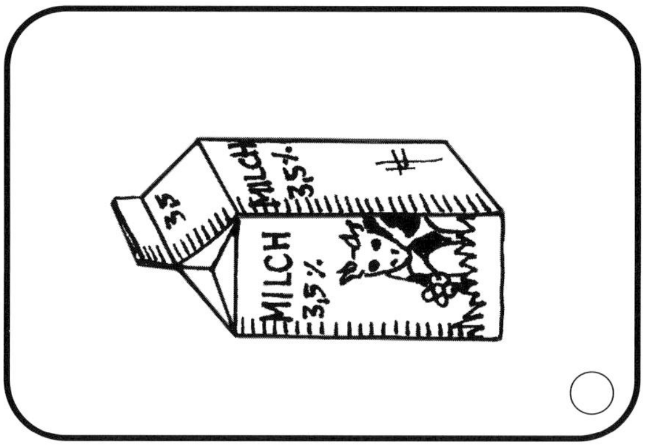
MILCH
3,5%

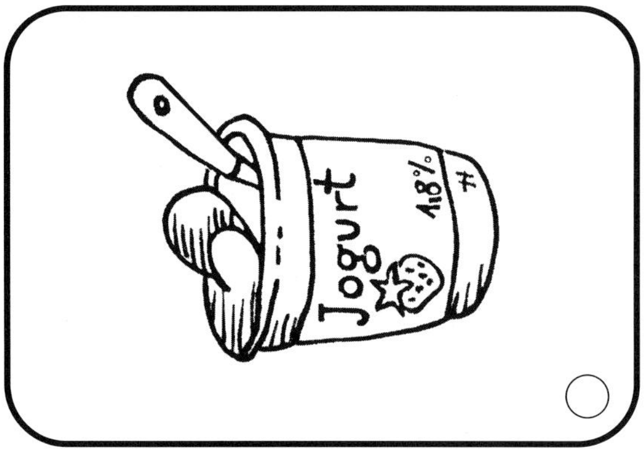
Jogurt
1,8%

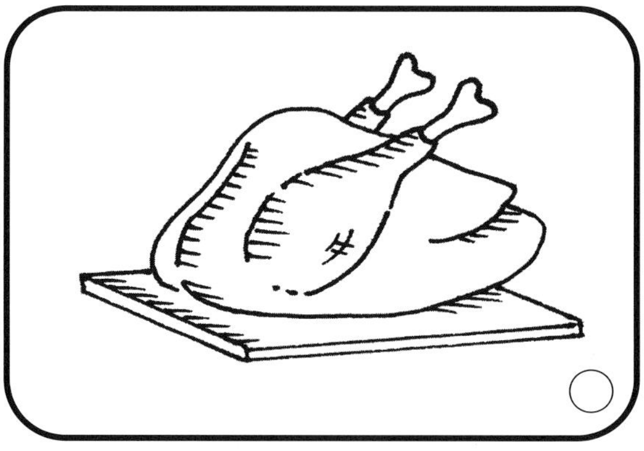

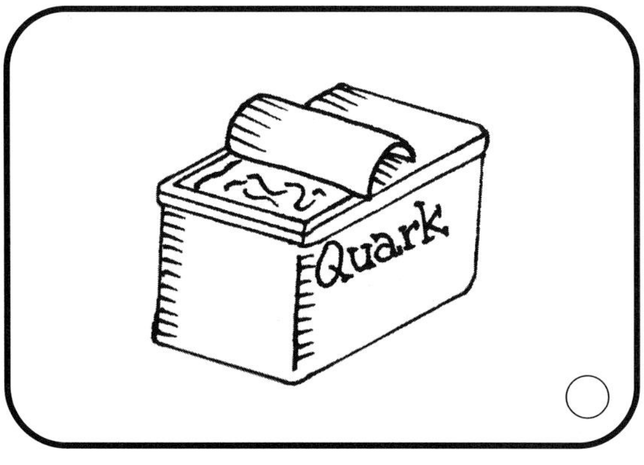
Quark

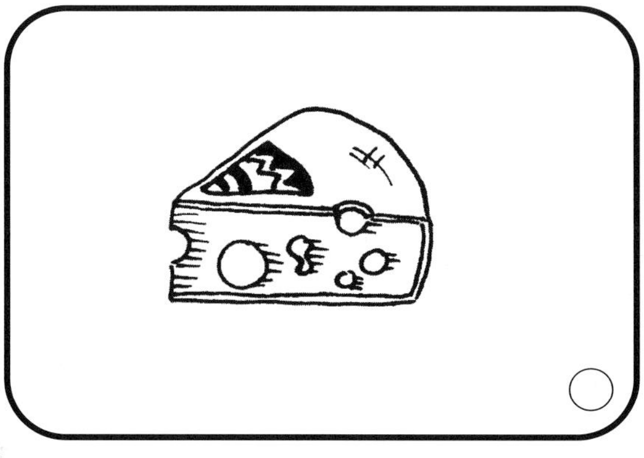

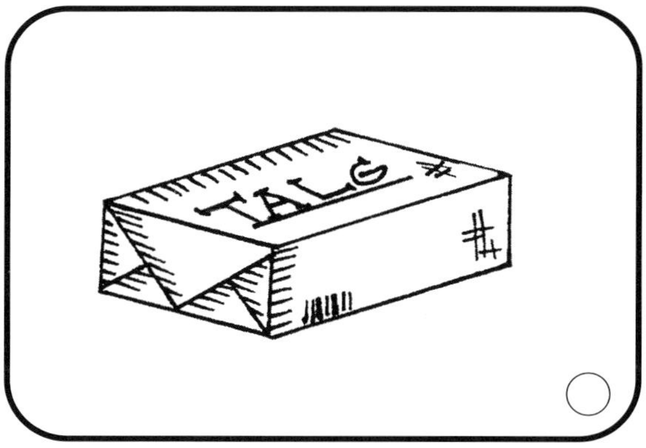
TALG

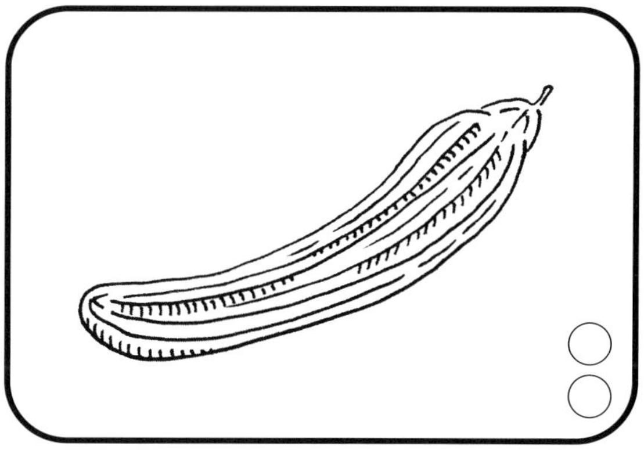

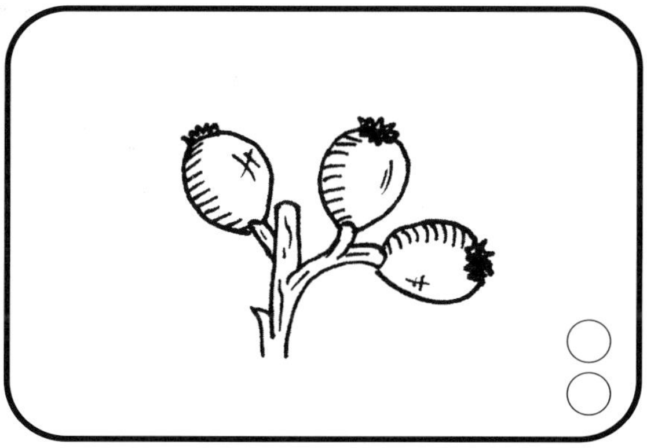

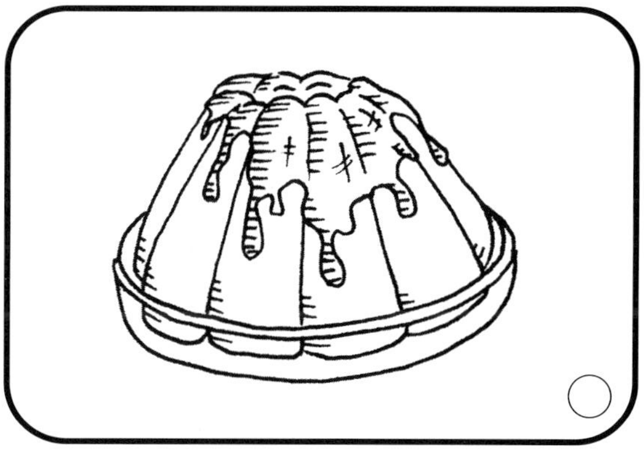

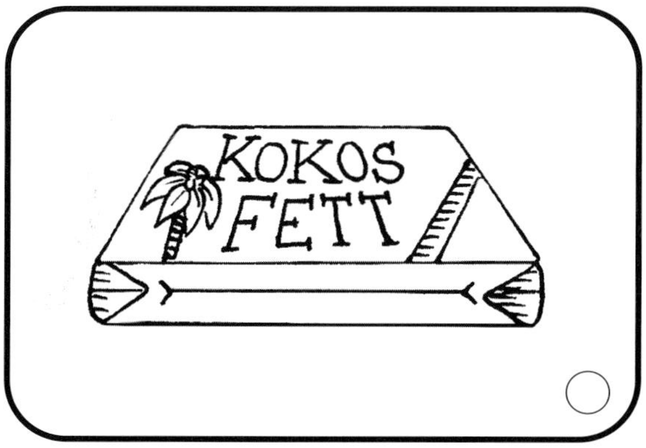
KOKOS
FETT

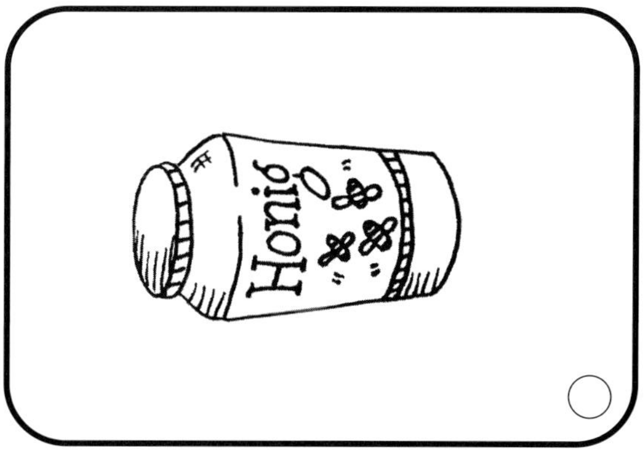
Honig

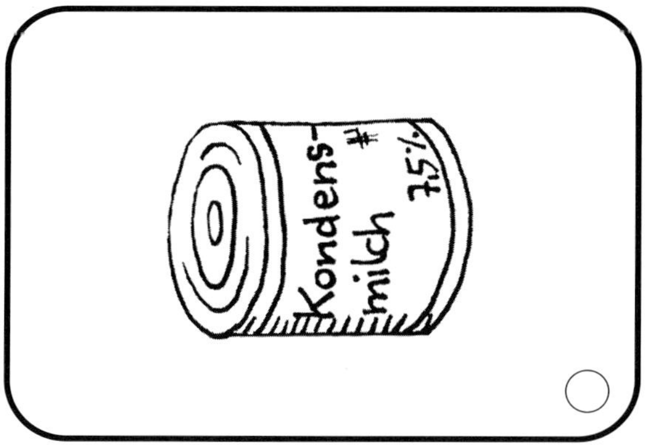
Kondens-
milch
7,5%

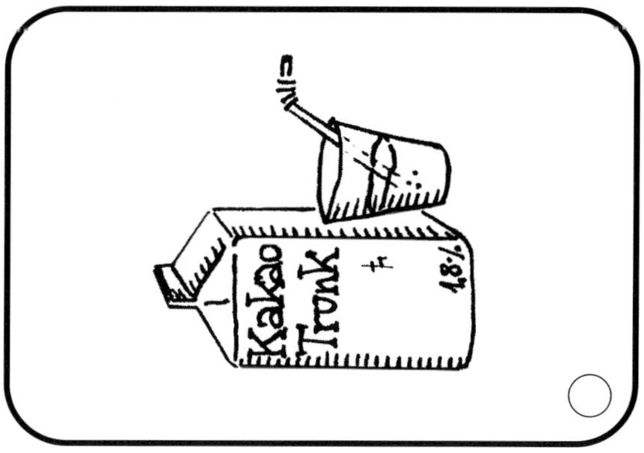
Kakao
Trunk
4,8%

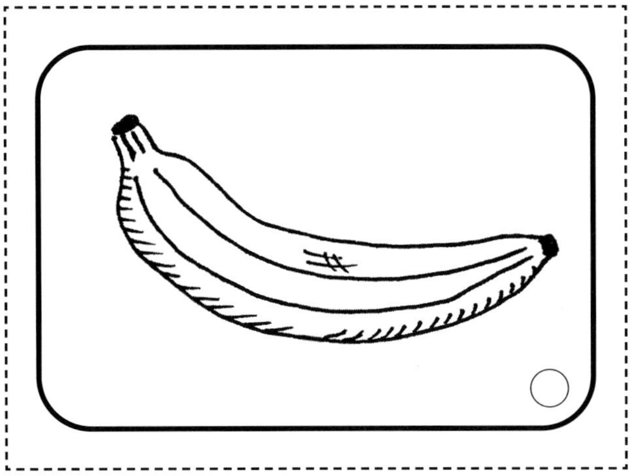

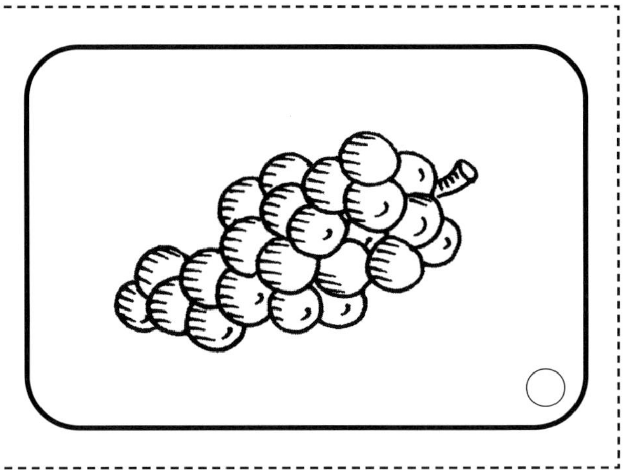

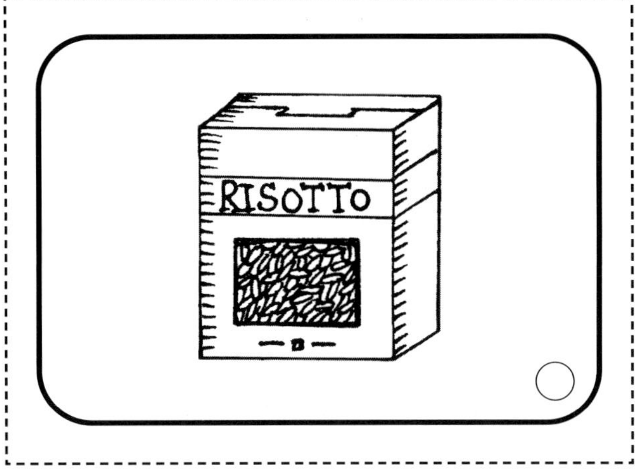
RISOTTO

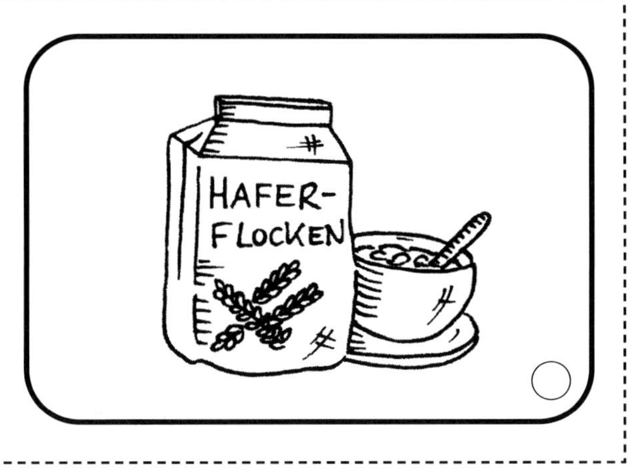
HAFER-
FLOCKEN

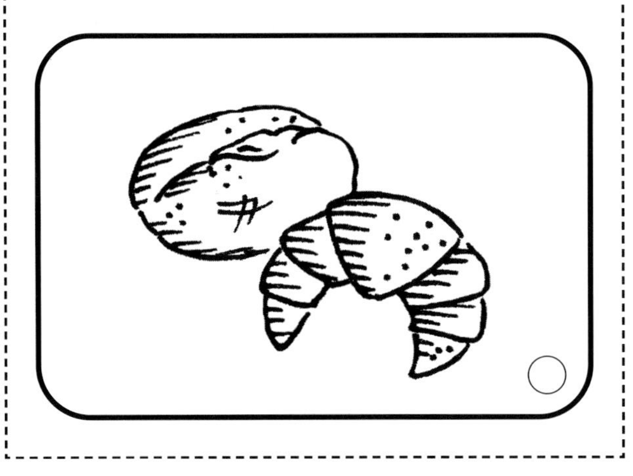

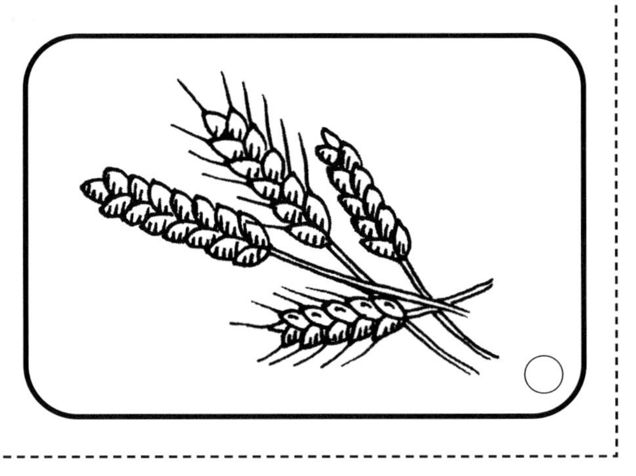

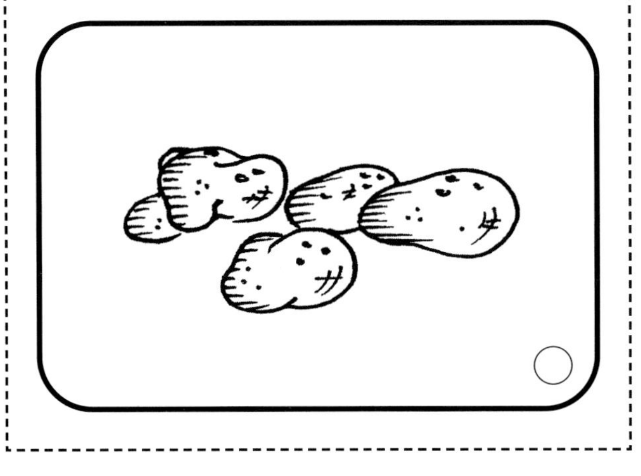

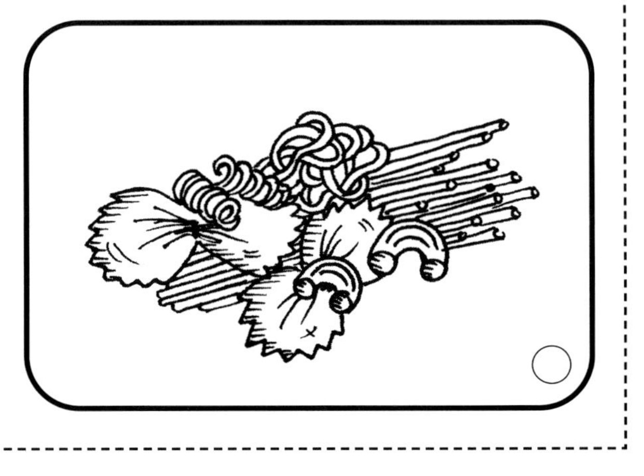

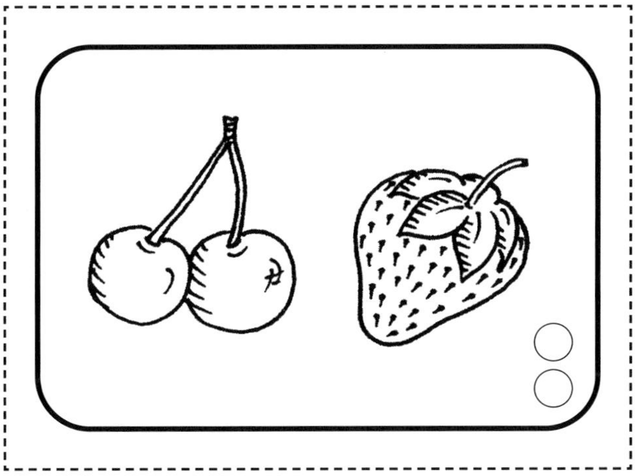
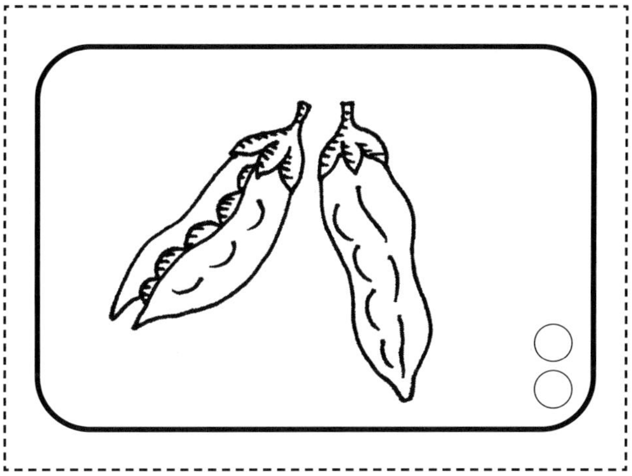
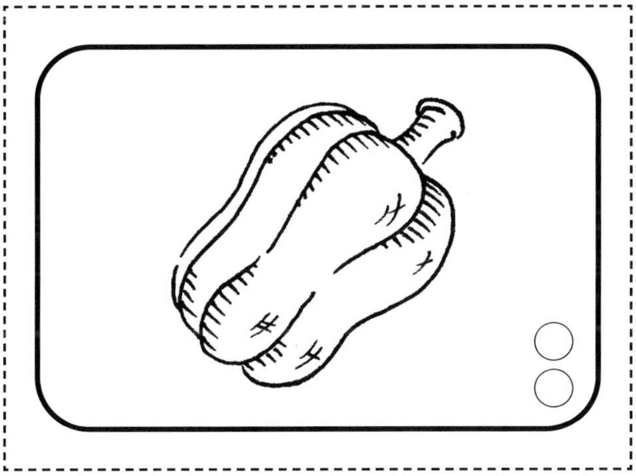
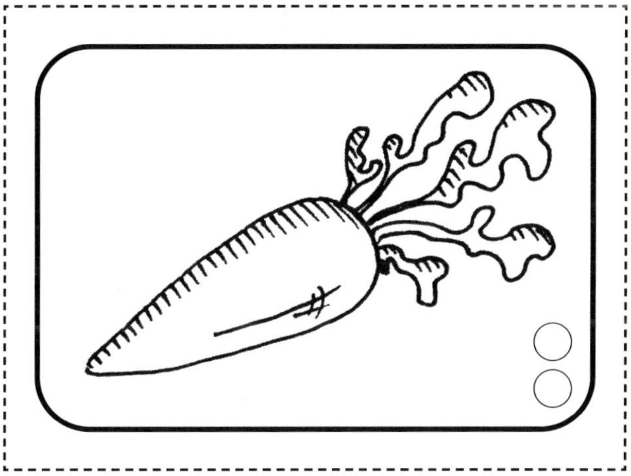
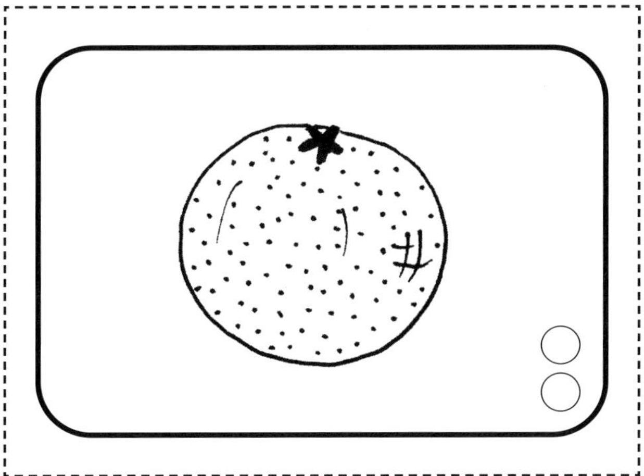
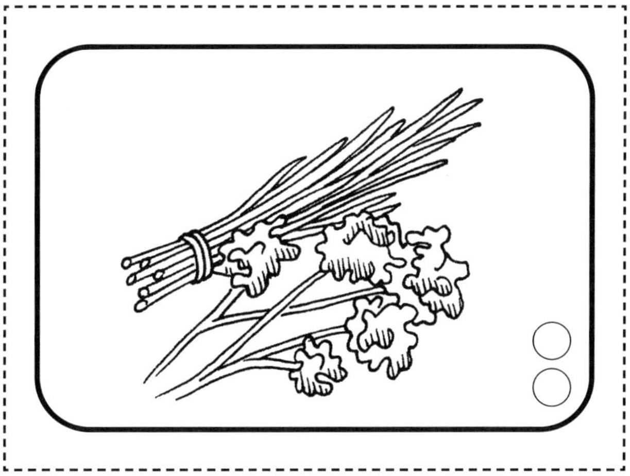
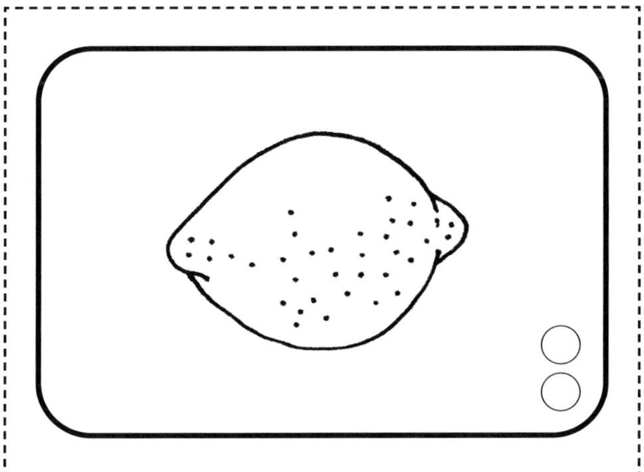
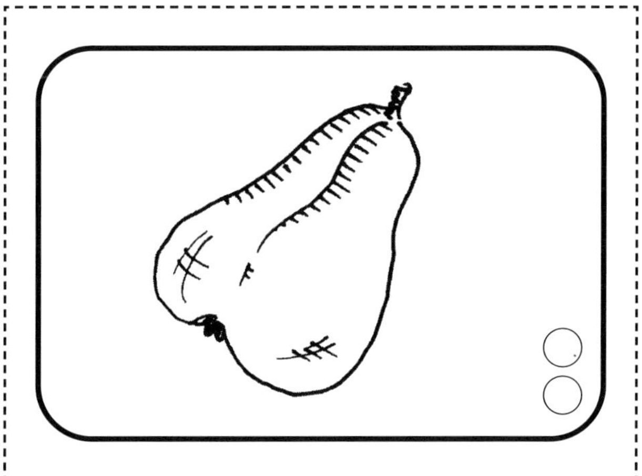

BVK LZ06 · Petra Kamplade / Sabine Winkler: Lernzirkel Ernährung

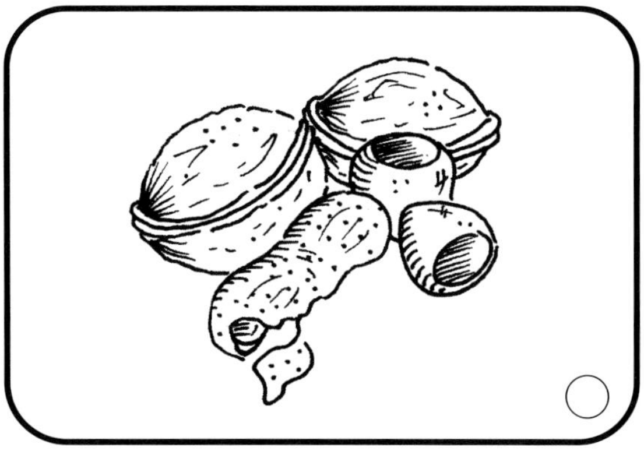

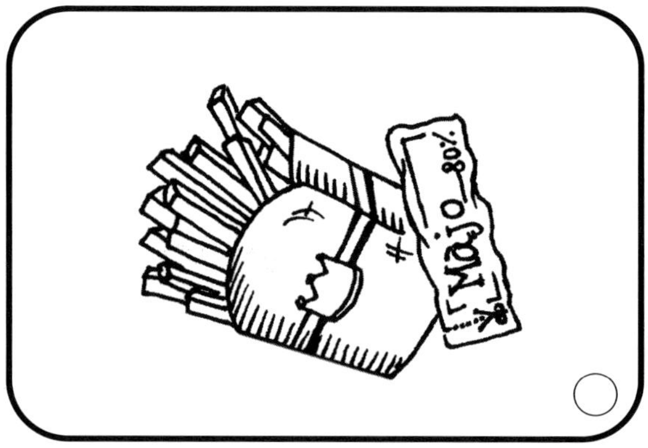
Majo

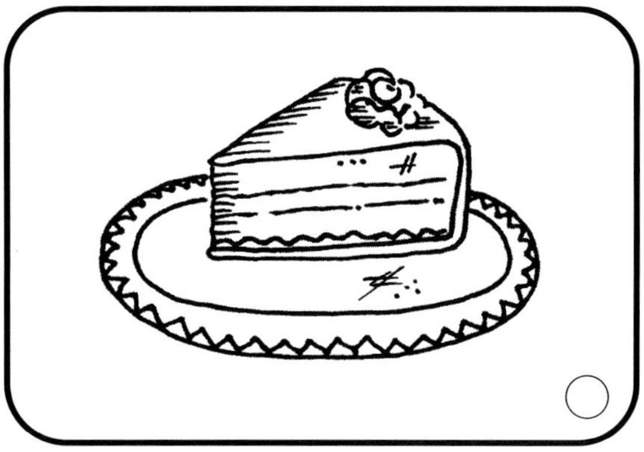

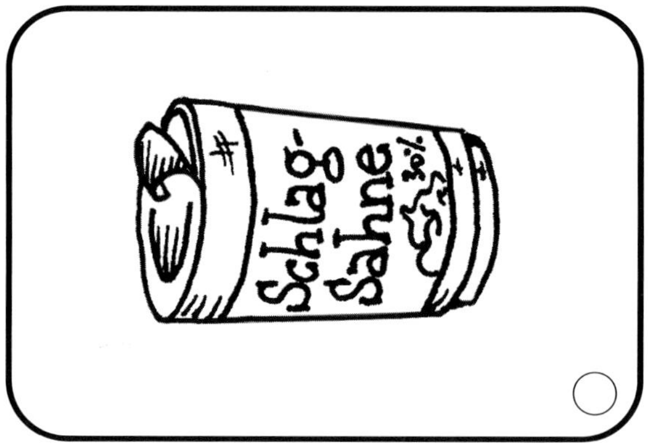
Schlag-
Sahne

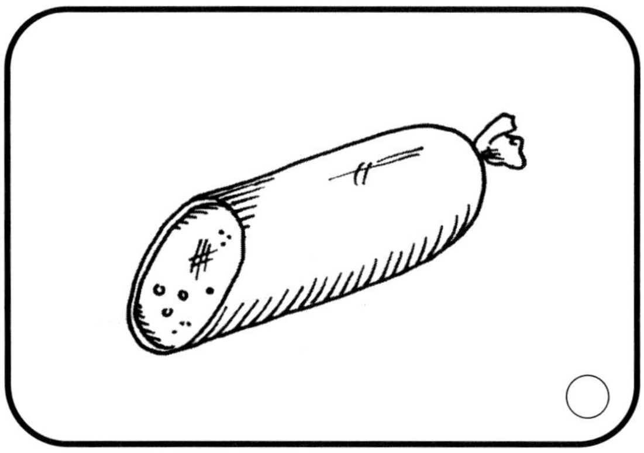

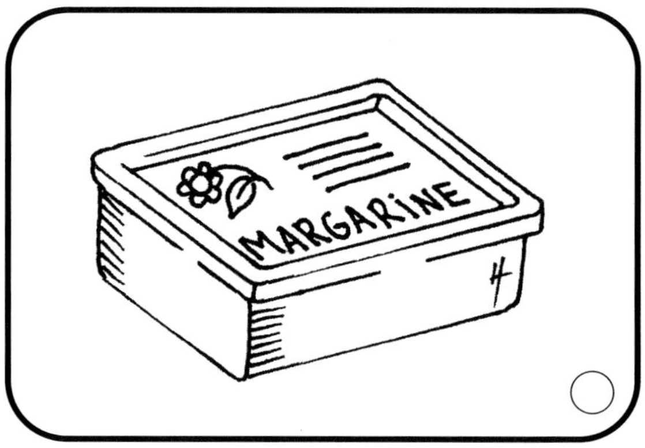
MARGARINE

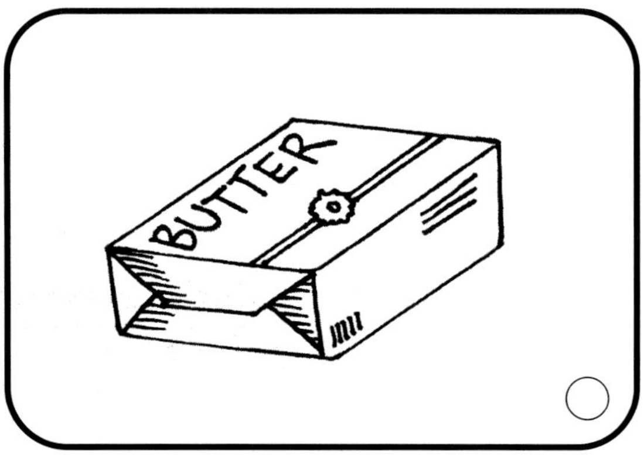
BUTTER

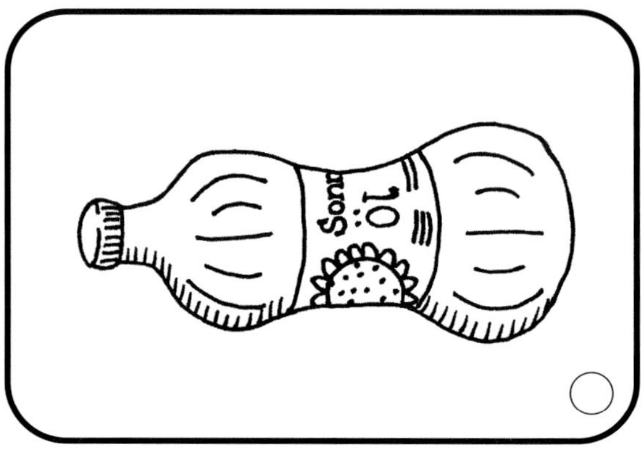
Öl

Punkteabfrage

Welche Stationen hast du bereits bearbeitet?
Klebe unter die Stationsnummern einen Punkt.

1	2	3	4	5	6	7	8	9	10	ZS 1	ZS 2

Gab es bei einer oder mehreren Stationen Schwierigkeiten?
Klebe unter die Stationsnummer einen Punkt.

1	2	3	4	5	6	7	8	9	10	ZS 1	ZS 2

Fandest du eine oder mehrere Stationen besonders interessant?
Klebe unter die Stationsnummer einen Punkt.

1	2	3	4	5	6	7	8	9	10	ZS 1	ZS 2

BVK LZ06 • Petra Kamplade / Sabine Winkler: Lernzirkel Ernährung

Beobachtungsbogen zur Stationsarbeit

Name der Schülerin / des Schülers																		
Aufgabenbearbeitung																		
- arbeitet allein																		
- arbeitet mit anderen																		
- verhält sich sozial und emotional solidarisch																		
- verhält sich sozial und emotional rivalisierend																		
- stört aktiv																		
bei Schwierigkeiten																		
- holt Hilfe																		
- wartet, bis der Lehrer aufmerksam wird																		
- gibt Vorhaben völlig auf																		
Arbeitsweise																		
- arbeitet selbstständig und ohne Ablenkung																		
- setzt sich mit Lernwiderständen auseinander																		
- braucht Bestätigung / Ermutigung																		
- braucht ständig Anstöße zur Weiterarbeit																		
- bricht gewählte Arbeiten unvollendet ab																		
- kontrolliert seine Aktivitäten selbstständig																		
- akzeptiert Verbindlichkeit best. Aufgaben																		
Methodik des Arbeitens																		
- arbeitet gewissenhaft																		
- verhält sich verantwortungsbewusst gegenüber fremden und eigenen Sachen																		
- hält sich an Vereinbarungen und Regeln																		
Anforderungsgrad der Aufgaben																		
- wählt leichte Aufgaben																		
- wählt mittelschwere Aufgaben																		
- wählt schwere Aufgaben																		

BVK LZ06 • Petra Kamplade / Sabine Winkler: Lernzirkel Ernährung